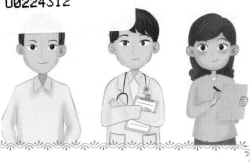

深入浅出 谈 呼吸疾病临床营养

名誉主编　钟南山

主　　编　付颖瑜　郑劲平

副 主 编　张冬莹　孙宝清

国家呼吸系统疾病临床医学研究中心

国家呼吸医学中心

呼吸疾病国家重点实验室

广州医科大学附属第一医院

广州呼吸健康研究院

中国协和医科大学出版社

图书在版编目（CIP）数据

深入浅出谈呼吸疾病临床营养 / 付颖瑜，郑劲平主编 .—北京：
中国协和医科大学出版社，2020.10
ISBN 978-7-5679-1544-2

Ⅰ.①深… Ⅱ.①付… ②郑… Ⅲ.①呼吸系统疾病—临床营
养—普及读物 Ⅳ.①R560.5-49

中国版本图书馆 CIP 数据核字（2020）第 107452 号

深入浅出谈呼吸疾病临床营养

主　　编：付颖瑜　郑劲平
责任编辑：戴小欢

出版发行　中国协和医科大学出版社
　　　　　（北京市东城区东单三条 9 号　邮编 100730　电话 010-65260431）
网　　址：www.pumcp.com
经　　销：新华书店总店北京发行所
印　　刷：涿州市汇美亿浓印刷有限公司
开　　本：889mm×1194mm　　1/32
印　　张：7.25
字　　数：150 千字
版　　次：2020 年 10 月第 1 版
印　　次：2022 年 4 月第 2 次印刷
定　　价：48.00 元

ISBN 978-7-5679-1544-2

编　委　会

名誉主编　钟南山

主　　编　付颖瑜　郑劲平

副主编　张冬莹　孙宝清

编　　者（按姓氏笔画排序）

　　　　　王　峰　李　红　陈叶媚　林婷婷

　　　　　黄　莺

内容简介

《深入浅出谈呼吸疾病临床营养》一书围绕"呼吸系统疾病与营养相关性"和"呼吸系统疾病营养治疗"两大主题来叙述。文中列举了慢性阻塞性肺疾病、支气管哮喘、肺炎与肺结核、支气管扩张、肺移植、肺部肿瘤、阻塞性睡眠呼吸暂停综合征等11种呼吸系统疾病与营养的相关性，并分析了疾病状态下机体代谢改变以及营养治疗、中医药膳和运动康复的应用，同时通过具体病例分析加深读者对疾病及营养支持治疗的认识与理解。全书力求通俗易懂，适用于各类呼吸系统疾病患者或有需求了解呼吸系统疾病营养支持的医务人员及其他群体。

序　言

营养状态不仅可以影响人体呼吸系统结构和功能，同时会对呼吸系统疾病的发生、发展及治疗产生重要影响，营养治疗与支持对呼吸系统疾病的康复有着重要作用。呼吸疾病患者大多颇为关注"吃什么，怎么吃"才能对疾病康复有积极作用，也有部分患者纠结某种食物该不该吃而感到焦虑。这些现象均源于普通民众对呼吸系统疾病和食物营养知识的匮乏，对两者之间的关系了解较少，亦缺乏疾病营养科学的引导，对食物的选择道听途说，易致偏信、迷信。

为让广大民众了解呼吸系统疾病与营养之间的关联并能够初步掌握营养治疗的原则，国家呼吸系统疾病临床医学研究中心（广州医科大学附属第一医院）/国家呼吸医学中心组织了本科普读物的撰写，结合呼吸病学、临床营养学、营养代谢动力学等多学科相关内容，准确、科学地使用浅显易懂的方式向公众普及呼吸系统疾病临床营养学知识。可有效为患者答疑解惑，增强对疾病治疗的信心。本书在策划、撰稿、审校过程中倾注了编者们大量的精力，此书符合国家推行实施的健康中国战略，让百姓主动参与健康管理，为普及医学科学发挥了积极的作用。

中国工程院院士

国家呼吸系统疾病临床医学研究中心主任

2020年8月

前　　言

随着工业现代化的发展，日趋严重的空气污染已导致呼吸系统疾病的发病率逐年攀升。国际权威医学杂志 *Lancet* 分析了 2017 年中国居民死亡的病因，结果显示呼吸系统肿瘤和慢性阻塞性肺疾病高居导致寿命损失年数分别为第三、四位。呼吸系统疾病与营养状态息息相关，随着社会经济的发展，如今大众对于"营养"的认识有所提高，但是"重治疗、轻营养"的现象仍然存在，导致"营养"跟不上"治疗"的现象屡见不鲜。

民以食为天，"吃"是百姓最为关心的。而现今市面上有关呼吸疾病营养治疗的科普书籍较少。为了让更多群体了解呼吸系统疾病与营养之间的关联性，初步掌握营养治疗的原则，国家呼吸系统疾病临床医学研究中心（广州医科大学附属第一医院）组织了本科普读物的撰写，我们参考了《呼吸病学》（第 2 版）《临床营养学》（第 3 版）《中国营养科学全书》《中国居民膳食指南（2016）》《Krause 营养诊疗学》《医疗膳食学》等书籍，兼顾科学性、实用性、创新性及通俗性，以案例分析、角色问答等形式，为广大读者答疑解惑，例如，"我的营养状态如何？""我吃得够不够""我该怎么吃""什么情况下需要咨询营养医师"等。

本书作为一本科普读物，汇集了呼吸病学、临床营养学、中医学等多学科临床专家和营养学专家的智慧和经验撰写而成。全书内容丰富，深入浅出，图文并茂，有针对性地对常见的疾病营养疑问进行解答，是简明实用的指导性图书，适合普遍民众和专业医师阅读。希望本书的出版能有助于社会公众对呼吸疾病营养治疗与支持的了解，有助于民众对呼吸系统疾病的认识和营养治疗与支持康复的作用。

藉此书付梓之际，我们对全体编者的辛勤劳动深表感谢，感谢全体编者在撰写、编辑、排版、校对、审阅的过程中倾注大量的时间和心血。由于经验限制以及营养科学研究的迅速进展，全书仍可能存在部分缺陷或遗漏，望读者批评指正，以便今后再版时修正。

付颖瑜　郑劲平

2020年4月10日

目　录

您知道吗

1. 饮食会对健康产生什么影响？

2. 现在关于营养饮食的文章、影音很多，我该相信谁？

3. 普通健康人群怎么吃才健康？

4. 大家都知道饮食要少油少盐，但具体应该控制在多少？

如果您或您的家人关注营养与膳食，想必您也会有类似以上问题的疑惑，希望您通过阅读本章节能够得到答案。

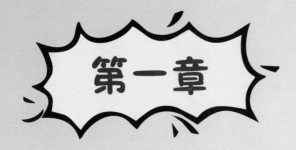

第一章

一般人群膳食指南

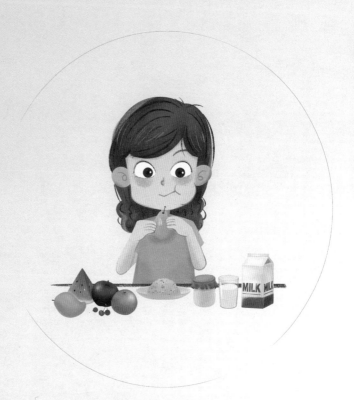

第一节　膳食选择与健康

● 饮食会对健康产生什么影响？
● 现在关于营养饮食的文章、影音很多，我该相信谁？

本节内容将为您解答以上疑问，希望您在阅读后能有所收获。

您选择的饮食会对自身健康产生深远的影响，只有两种常见生活习惯比饮食对健康的影响更大：吸烟（包括各种形式的烟草）和饮酒过量。心脏病、糖尿病、某些类型的癌症、口腔疾病、成人骨质流失等慢性疾病都与不良的饮食习惯相关。当然这些疾病并非单靠合理的饮食就能预防，但在既定的遗传和环境状况下，日常膳食对于这些疾病发生的可能性存在较大影响。

一　吃出来的问题有多少？

与膳食营养相关的慢性疾病对我国居民健康的威胁日益凸显：我国居民超重问题日趋严峻；高血压、糖尿病等膳食相关的慢性疾病低龄化趋势明显；贫困地区营养不良的问题依然存在；等等。总体来看，近十年来，我国居民的膳食营养结构及慢性疾病谱均发生了较大变化。

目前我国居民营养相关问题主要包括：

1. 膳食结构不合理现象较为突出。

2. 谷类（主食）食物摄入总量下降，精制米面类太多，全谷物类太少。

3. 动物类食物尤其是畜肉摄入过多。

4. 烹调油和食盐摄入水平居高不下。

5. 果蔬、奶类、豆类摄入严重不足。

6. 饮酒量增加。

7. 年轻人饮料消费增多导致添加糖摄入量明显增加。

影响食物选择的因素有哪些?

味道是驱动消费者选择食物的首要因素，随后是价格，再次为便利程度。大家宁愿花更多的钱外出就餐，或吃方便食品、叫外卖也不愿在家就餐。然而，这样的便利需要在营养上付出代价，不在家就餐往往减少了水果、蔬菜、牛奶和全谷物食品的摄入，而增加了饱和脂肪酸、钠、添加糖及热量的摄入。这种不健康、不均衡的饮食模式最终导致了上述慢性疾病谱的变化。因此我们亟须通过科学营养共识指导大家改善膳食结构，起到促进健康发展、改善营养状况的重要作用。

如何甄别假冒伪劣的骗术和真正的营养指导?

每年都有很多消费者将大量的金钱花费在营养保健服务上。这些服务及产品有部分来源是科学可靠的，但更多的是商家通过华丽的宣传，编造能够毫不费力就维持健康的美好承诺来推销他们的产品。那么，人们如何才能区分真实的营养信息和错误的信息呢?

首先，真正的营养信息来源于科学研究，而绝不是依赖于坊间证据或个人推荐。专业卫生组织、政府卫生机构、义务卫生机构都可为消费者提供相对可靠的健康和营养信息，而不是一味相信保健品推销员、电视广告及古法土方等。其次，我们要判断一个网站、公众号提供的营养信息是否可靠，需要了解这些网站及公众号的负责单位、负责人及编辑人员的可信度。最后，对大部分不了解行业规则的人群而言，最简便可靠的获得营养健康指导的方式是——到医疗机构咨询营养（医）师进行营养筛查、评估、指导、治疗。

第二节　《中国居民膳食指南》介绍

- 普通健康人群怎么吃才健康？
- 大家都知道饮食要少油少盐，但具体应该控制在多少？

本节内容将为您解答以上疑问，希望您在阅读后能有所收获。

《中国居民膳食指南》针对2岁以上的所有健康人群提出了六条核心推荐，分别为：

一　食物多样，谷类为主

1. 食物多样是平衡膳食模式的基本原则，谷类为主是指谷薯类食物提供的能量占膳食提供的总能量的一半以上。

2. 每天的膳食应包括谷薯类、蔬菜水果类、畜禽鱼蛋奶类、大豆坚果类等食物。

3. 平均每天应摄入12种以上食物，每周25种以上食物。

4. 每天摄入谷薯类食物250～400g，其中全谷物和杂豆类50～150g，薯类50～100g。

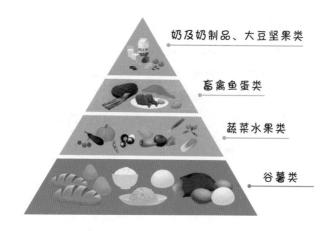

平衡膳食模式是最大程度保障人体营养和健康的基础，而"食物多样"是平衡膳食模式的基本原则。按照一日三餐食物品种数的分配，早餐至少摄入4~5个品种，午餐5~6个品种，晚餐4~5个品种，加上零食1~2个品种。同时应做到粗细搭配、荤素搭配、色彩搭配。

"谷类为主"应做到餐餐有谷类，尤其是对于经常外出就餐的人群，容易忽视主食，而只点配菜、酒水。此外，目前中国居民普遍存在进食精制米面类过多，而全谷物类过少的情况，在此我们特别提醒大家，应将全谷物类和杂豆类作为膳食的重要组成，一日三餐中至少有一餐吃到全谷物类和杂豆类，如早餐吃燕麦片、玉米、小米粥、绿豆粥等。

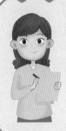

　　全谷物类是指未经精细化加工或虽经碾磨/粉碎/压片等处理，但仍保留了完整谷粒所具备的胚乳、胚芽、麸皮及其天然营养成分的谷物。杂豆类是指除了大豆之外的红豆、绿豆、芸豆、花豆等。

吃动平衡，健康体重

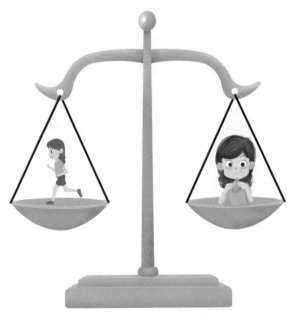

身体活动总量相当于每天 6 000 步，每周至少 150 分钟

1. 各年龄段人群都应天天运动、保持健康体重。

2. 食不过量，控制总能量摄入，保持能量平衡。

3. 坚持日常身体活动，主动身体活动总量至少相当于每天6 000步，每周至少进行150分钟。

4. 减少久坐时间，每小时起来动一动。

体重是客观评价人体营养和健康状况的指标之一。体重过低或过高都可能导致疾病发生风险增加，缩短寿命。增加有规律的身体活动可以降低全因死亡风险，增进心肺功能，改善糖、脂代谢和骨健康，调节心理平衡，增强机体免疫力，降低肥胖、心血管疾病、2型糖尿病、癌症等威胁人类健康的慢性疾病的风险；而久坐不动会增加全因死亡率风险，是其独立危险因素。

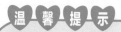

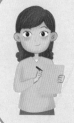

不管体重过低或过高，都需要引起重视，并及时进行营养干预，将与营养相关的疾病扼杀在摇篮中。至于如何评价体重，请参见第二章中的营养评价部分。

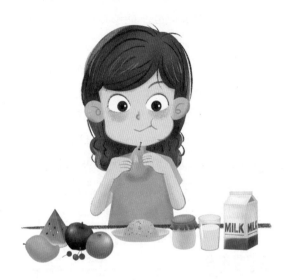

1. 蔬菜水果是平衡膳食的重要组成部分，奶类富含钙，大豆富含优质蛋白质。

2. 餐餐有蔬菜，保证每天摄入 300～500g 蔬菜，深色蔬菜应占 1/2。

3. 天天吃水果，保证每天摄入 200～350g 新鲜水果，果汁不能代替新鲜水果。

4. 吃各种各样的奶制品，总摄入量相当于每天饮用液态奶 300g。

5. 经常吃豆制品，适量吃坚果。

我国居民蔬菜摄入量低、水果摄入量长期不足，成为某些微量营养素摄入不足和制约平衡膳食的重要原因。蔬菜和水果富含维生素、矿物质、膳食纤维，且能量低，对于满足人体微量营养素的需要，保持人体肠道正常功能以及降低慢性疾病的发生风险等具有重要作用。蔬果中还含有各种植物化合物、有机酸、芳香物质和色素等成分，能够增进食欲，帮助消化，促进人体健康。

奶类富含钙，是优质蛋白质和B族维生素的良好来源，增加奶类摄入有利于儿童少年生长发育，促进成人骨骼健康，建议每天一杯牛奶（200～250ml）+一杯酸奶（100～125ml）。对于乳糖不耐受的人群，可首选酸奶或低乳糖奶产品等。

大豆包括黄豆、青豆、黑豆，大豆及其制品富含蛋白质，豆腐、豆干、豆浆、豆芽、发酵豆制品都是不错的选择。坚果有益健康但不可过量，最好每周控制在50～70g。

温 馨 提 示

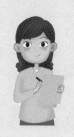

1. 蔬菜水果不能互相替换　尽管蔬菜和水果在营养成分和健康效应方面有很多相似之处，但其营养价值各有特点，两者不可相互替换。

2. 喝豆浆好还是牛奶好　从营养价值的角度来说，两者均富含蛋白质，但又各有所长。①牛奶含钙丰富，吸收率高，是天然食品中补钙的佼佼者，而豆浆中的钙含量不及牛奶的1/20；②豆浆富含膳食纤维，而牛奶中几乎没有；除此之外，豆浆中的热量及饱和脂肪酸含量远低于牛奶（全脂）。大家可以各取所需，交替饮用。

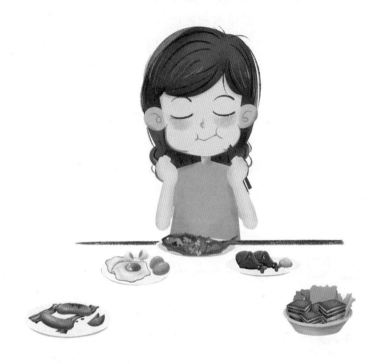

1. 鱼、禽、蛋和瘦肉摄入要适量。

2. 每周吃鱼280~525g，畜禽肉280~525g，蛋类280~350g，每天摄入总量一般为120~200g。

3. 优先选择鱼和禽肉。

4. 吃鸡蛋不要丢弃蛋黄。

5. 少吃肥肉、烟熏和腌制肉制品。

6. 每月食用动物内脏2~3次，每次25g左右。

水产品类脂肪含量相对较低，且含有较多的不饱和脂肪酸。

有些鱼类富含二十碳五烯酸（EPA）和二十二碳六烯酸（DHA），对预防血脂异常和心血管疾病等有一定作用，可作为首选。次选为禽类，其脂肪含量也相对较低，脂肪酸组成优于畜类脂肪。蛋类中的维生素和矿物质主要存在于蛋黄中，尤其富含磷脂和胆碱，对健康十分有益，因此吃鸡蛋不要丢弃蛋黄。畜肉脂肪含量高，饱和脂肪酸较多，尤其是肥肉，因此应少吃肥肉，多吃瘦肉。

营养调查资料显示我国居民肉类食品摄入量逐年增高，且目前鱼、畜禽肉和蛋类摄入比例不适当，畜肉摄入过高，鱼禽肉摄入过低，而研究表明过量摄入畜肉可增加男性全因死亡、2型糖尿病和结直肠癌发生的风险。因此，鱼、禽、蛋和瘦肉摄入一定要适量。

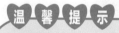

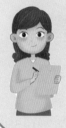

许多人对于"一天能吃几个鸡蛋"存在疑问，中华预防医学会给出了这样的建议：健康成年人建议每周吃3~6个鸡蛋，且一般情况下不建议丢弃蛋黄。

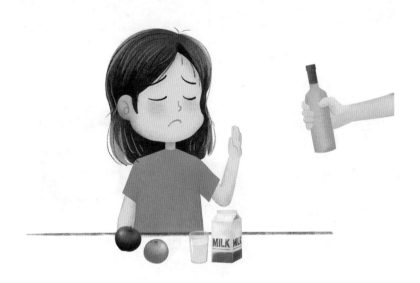

1. 培养清淡饮食习惯，少吃高盐和油炸食品。成人每天食盐摄入量不超过6g，每天烹调油摄入量25～30g。

2. 控制添加糖的摄入量，每天不超过50g，最好控制在25g以下。每天反式脂肪酸摄入量不超过2g。

3. 足量饮水，成年人每天喝7～8杯（1 500～1 700ml）水，提倡饮用白开水和茶水；不喝或少喝含糖饮料。

4. 儿童少年、孕妇、乳母不应饮酒。成人如饮酒，男性一天饮用酒的酒精量不超过25g，女性不超过15g。

5. 高盐（钠）摄入可能增加高血压、脑卒中和胃癌的发生风险；油脂摄入过多可增加肥胖的发生风险；过量饮酒可增加肝损伤、直肠癌、乳腺癌等疾病的发生风险。人的饮食习惯是逐渐养成的，可尝试以计量方式（定量盐勺、带刻度油壶）减少食盐、油等调味料的用量，养成清淡口味，控糖限酒。

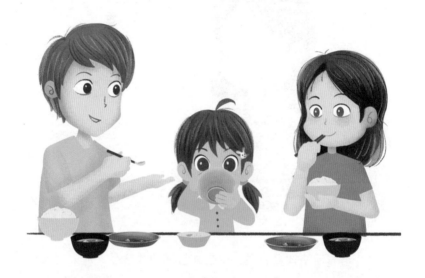

1. 珍惜食物，按需备餐，提倡分餐不浪费。
2. 选择新鲜卫生的食物和适宜的烹调方式。
3. 食物制备生熟分开、熟食二次加热要热透。
4. 学会阅读食品标签，合理选择食品。
5. 多回家吃饭，享受食物和亲情。
6. 传承优良文化，兴饮食文明新风。

我国食物浪费问题突出，减少食物浪费是人类社会可持续发展的需要，每个人都应该做到珍惜食物，杜绝浪费。此外，我国食源性疾病状况不容乐观，注意饮食卫生具有重大的公共卫生意义。最后，回家吃饭有利于良好饮食文化和健康饮食行为的培养，减少外出用餐的次数，传承优良饮食文化，树立饮食新风，为中华民族饮食文明、行为改善提供强大的文化支撑！

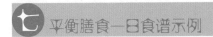 平衡膳食一日食谱示例

由于每个人的营养状况、健康状况、活动水平及年龄等都存在一定差异性，因此每天推荐摄入的能量、蛋白质等亦有较大差别。对于一般人群（无肝肾功能不全、胃肠道功能障碍等）而言，可以参照以下食谱结构安排、调整饮食（表1-1）。当然，每种食物具体该吃多少，该选择什么食物，需要根据个体情况进行个性化定制，建议咨询营养（医）师，正确合理地安排最适合您的营养食谱。

表1-1　平衡膳食一日食谱示例

餐别	食物及建议摄入量
早餐	杂粮粥1份（荞麦、燕麦、大米等共50～75g），鸡蛋1个，牛奶200～250ml，蔬菜100g
上午加餐	苹果200g
午餐	红豆饭1碗（大米50～150g，红豆10～20g），清蒸鲈鱼50～100g，清炒茼蒿200g
下午加餐	酸奶100～125ml、开心果10g
晚餐	杂粮米饭1碗（黑米、红米、大米等共50～150g），木耳炒鸡肉（木耳20～30g，鸡肉50～75g），清炒油麦菜200g
晚加餐	猕猴桃100g
全天	烹调用盐不超过6g，油不超过30g

注：以上食谱中标注克数均指生重（去骨去皮）。应依据个人营养状况、健康状况、活动水平及年龄等调整摄入克数及食物结构。

您知道吗

1. 呼吸功能不好为什么会越来越瘦呢？

2. 营养状况差怎么会影响呼吸功能呢？

3. 我怎么评估自己的营养状态是否正常？

4. 是不是目前体重正常，我就没有营养风险了？

如果您或您的家人患有呼吸系统疾病，想必您也会有类似以上问题的疑惑，希望您通过阅读本章节能够得到答案。

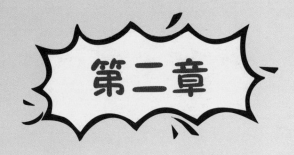

第二章

呼吸疾病与营养总论

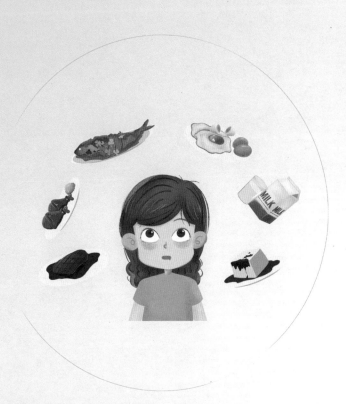

第一节　呼吸疾病与营养的关系

- 呼吸功能不好为什么会越来越瘦呢？
- 营养状况差怎么会影响呼吸功能呢？

本节内容将为您解答以上疑问，希望您在阅读后能有所收获。

在合并呼吸疾病的患者中，有大量群体存在营养风险升高的情况。此类患者由于长期缺氧、高碳酸血症、合并心功能不全、胃肠道淤血、长期使用广谱抗生素等原因，多数存在消化吸收功能障碍、胃肠道菌群失调等情况。此外，由于进餐时呼吸负荷加重，患者会出现气促厌食，膳食摄入量减少。同时，炎症、发热、低氧血症、兴奋、躁动等因素可使患者处于高代谢状态。以上各种因素最终导致营养不良的发生。

目前，越来越多的证据表明营养状况不仅可以影响呼吸系统结构和功能，而且对呼吸疾病的发生、发展及治疗产生影响。严重营养不良至少在3个方面影响呼吸系统功能：①降低呼吸肌功能；②影响肺部结构及功能；③降低肺部免疫和防御能力。

 营养状况如何影响呼吸肌功能？

人的呼吸肌群主要由膈肌、肋间肌和腹肌组成，其中膈肌对通气功能发挥的作用最大。营养不良可直接导致呼吸肌（尤其是膈肌）萎缩和肌力、耐力减弱。当患者体重为理想体重的71%时，膈肌群肌纤维减少43%，呼吸肌肌力及最大通气量显著下降。呼吸肌功能的异常亦可作为营养不良的早期和敏感指标。

　　许多矿物质、电解质缺乏会影响呼吸肌功能，血磷酸盐和无机磷酸盐前体减少与呼吸肌无力有关，严重的低磷血症能严重损害膈肌的收缩能力。充分补充营养物质，特别是含磷丰富的营养物质能够改善呼吸肌疲劳。另外，低镁血症、低钙血症、低钾血症均可能导致呼吸肌无力。因此，不应忽视电解质、矿物质对呼吸肌功能的影响。

 营养状况对肺部结构及功能有何影响？

　　营养不良可能影响肺发育，导致肺功能受到影响。低出生体重与成年时的肺功能较差相关，宫内胎儿体重增长迟缓可能会抑制气道的生长发育。成人死于慢性阻塞性肺疾病与出生和1岁时的体重过低存在相关性。因此，改善胎儿或婴儿的营养状况，保证呼吸道的正常发育，降低儿童期呼吸疾病的发生，就可能降低他们成年后患慢性阻塞性肺疾病的危险性。

呼吸道正常　　　　　　　　呼吸道疾病

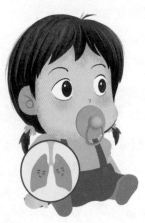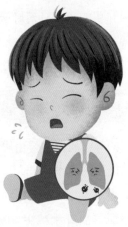

慢性营养不良能可逆性地影响肺实质的结构和功能，动物实验表明，3周内因饥饿导致体重下降达40%的大鼠，肺部出现弹性纤维重构、肺泡腔扩大、肺泡壁表面积减少。营养治疗可纠正生化指标的异常，但形态学的损害不能得到完全纠正。

三 营养状况如何影响肺部免疫与防御能力？

营养不良可损害机体的全身免疫功能。流行病学调查发现营养不良与肺炎的发展有显著的相关性，营养不良时呼吸道内分泌型免疫球蛋白A（sIgA）的减少可能增加气道内细菌黏附的可能性，从而使患者发生肺炎的概率增加。营养不良还可能损害呼吸道上皮细胞的再生，导致呼吸道防御能力进一步减弱。此外，营养不良还可能导致肺部表面活性物质减少，从而易引起肺不张，损害气道对吸入的微生物的清除能力，导致肺部感染的概率增加。

四 呼吸疾病的营养治疗原则

急性呼吸系统疾病的营养治疗原则是满足患者高代谢状态下的营养需要从而防止蛋白质的过度分解。对于慢性呼吸系统疾病，营养治疗的重点是摄取均衡营养，维持或增加体重，维持呼吸肌肌力，防止呼吸肌萎缩，从而保持正常的呼吸功能。

（一）能量

正确估计能量供给量十分重要，尤其是对于肺功能不全的患者，因为高能量摄入可能会引起液体负荷过大、葡萄糖不耐受、肝脂肪浸润等。在疾病仍在进展中的情况下，维持能量平衡是主要目标。具体方法我们将在后面各个章节中详述。

（二）供能营养素构成比例

蛋白质、脂肪、碳水化合物占总能量的供能比例，应视具体病情而定。碳水化合物的呼吸商是1，即代谢1分子葡萄糖产生1分子二氧化碳，而蛋白质的呼吸商为0.8，脂肪的呼吸商仅为0.7。

1. 碳水化合物　碳水化合物在氧化时比蛋白质和脂肪产生更多的二氧化碳，易增加呼吸负荷，在保证每天基本需求量的前提下，可予以适当限制。

2. 蛋白质　高蛋白质饮食对于已经存在呼吸困难的患者而言不宜选用，但同时应尽力避免持续消耗蛋白质引起负氮平衡，每天参考供给量为 $1.0 \sim 1.5g/kg$（视具体病情调整）。

3. 脂肪　由于脂肪呼吸商低，在合并二氧化碳潴留、高碳酸血症的情况下，可视病情适当提高脂肪供能比例至30%，甚至更高。

（三）注意电解质和维生素

在营养治疗过程中，电解质和维生素的补充尤其容易被忽视。上文已经提到电解质对呼吸肌的影响，记住每天也要补充适量的电解质和维生素，同时注意监测血钾、血钙、血磷、血镁等指标。

第二节　营养风险筛查和评价

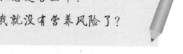

- 我怎么评估自己的营养状态是否正常？
- 是不是目前体重正常，我就没有营养风险了？

本节内容将为您解答以上疑问，希望您在阅读后能有所收获。

合并营养不良不仅会影响治疗疗效、延长住院时间、增加诊疗费用，甚至有可能加重患者病情，直接影响疾病的转归和手术的预后等。因此，及时对患者进行营养风险筛查和营养评价，能够有助于早期干预、纠正营养不良，对于提高临床疗效，促进患者康复有重要意义。

对于慢性肺疾病患者，应定期检测是否存在肺源性恶病质（与晚期肺病相关的营养不良称为"肺源性恶病质综合征"）或明显体重减轻，频率为每6～12个月1次。

一　营养风险筛查

营养风险筛查是快速、简便、无创地发现患者是否存在营养问题和是否需要进一步进行全面营养评价的重要手段。在营养科工作中应用的营养筛查工具有多种，但由于大部分筛查方法专业性较强，这里我们只简单介绍营养风险筛查简表（NRS2002）的使用方法供大家初步评估（表2-1）。

表2-1　营养风险筛查简表（NRS2002）

问　　题	是	否
1.体重指数（BMI）<20.5kg/m²?（计算方法见下文）		
2.最近3个月内患者的体重有减轻吗？		
3.最近1周内患者的膳食摄入有减少吗？		
4.患者的病情严重吗？（如在重症监护、有手术计划等）		

如以上任何一个问题的答案为"是"，建议到营养科就诊做进一步筛查明确营养不良风险，并完善全面营养评价，制订营养治疗方案。

二　营养评价

营养评价是识别营养不良的重要手段，也是实施营养治疗的前提。评价患者营养状况的内容和方法很多，主要包括膳食调查、人体测量、临床检验等。由于膳食调查、临床检验的专业性较强，这里教大家几招简单的成人人体测量方法，以便于大家为自己或家人初步判定有无进行营养咨询、营养干预的必要。

（一）体重和体重指数

体重指数（body mass index，BMI）=体重（kg）÷身高（m）²

我国成人BMI的评价标准：18.5～23.9kg/m²为正常范围；24～27.9kg/m²为超重，≥28kg/m²为肥胖；<18.5kg/m²为消瘦。其中17.0～18.4kg/m²为轻度蛋白质-能量营养不良，16.0～16.9kg/m²为中度蛋白质-能量营养不良，<16.0kg/m²为重度蛋白质-能量营

养不良。此标准不适用于儿童。

体重和体质指数

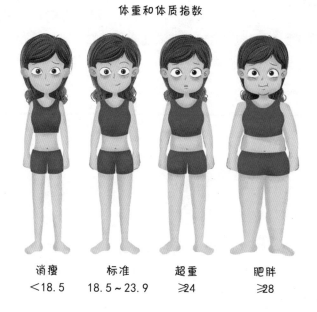

| 消瘦 | 标准 | 超重 | 肥胖 |
| <18.5 | 18.5~23.9 | ≥24 | ≥28 |

注意：无论是消瘦或超重、肥胖的人群均需要通过营养管理，尽量将体重指数控制在正常范围。

但值得注意的是，即使是身高、体重完全相同的两个成人，两者BMI相同，但他们的脂肪、肌肉等身体成分及分布情况可能完全不同。例如，一些体重正常或偏低的人群，却可能伴随腹部脂肪或内脏脂肪偏高，存在看不见的肥胖危险。因此初步判定体型后建议进一步至专业机构测量体脂及肌肉量，从而获得更适合的营养干预方案。

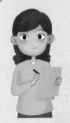

温馨提示

很多人认为，只要不瘦就不存在营养不良，可以高枕无忧了。实际上，无论是消瘦或超重、肥胖都会对疾病恢复有所影响，这些患者都是需要营养治疗的哦！

（二）理想体重

我国常用Broca改良公式：

成人理想体重（kg）=身高（cm）–105

2岁以上儿童理想体重（kg）=年龄×2+8

评价标准：实测体重处于理想体重±10%范围为营养正常；±（10%～20%）为超重或消瘦；>20%或<–20%以上为肥胖或严重消瘦。

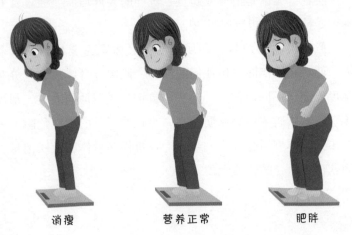

消瘦　　　　　营养正常　　　　　肥胖

（三）腰围及腰臀比

腰围的测量方法是被测者站立，双脚分开25～30cm，平稳呼吸，用一条没有弹性、最小刻度为1mm的软尺，放在被测者髂前上棘（腋中线与脐水平交点）与第12肋下缘连线的中点（通常是腰部自然最窄部位），沿水平线绕腹部一周，紧贴皮肤但不压迫皮肤，在呼气末测量腰围的长度，测量值精确到0.1cm。

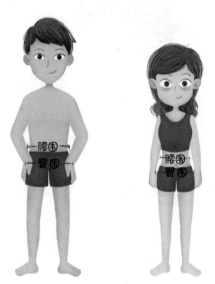

臀围：经臀部最隆起部位测得的水平周径。
腰臀比：即腰围及臀围的比值。

评价标准：中国男性腰围≥85cm、腰臀比>0.9，女性腰围≥80cm、腰臀比>0.8都可判断为腹部脂肪蓄积，而腹部脂肪蓄积是衡量慢性疾病发病率的重要指标。因此，即使体重正常，但腰围或腰臀比高出该参考值，同样建议到营养科就诊量身订制营养治疗方案哦！

（四）上臂围

上臂围是上臂中点的周长，此指标可间接反映骨骼肌含量及营养状况。评价标准：测量值大于参考值的 90% 为营养正常，90%~80% 为轻度营养不良，80%~60% 为中度营养不良，<60% 为重度营养不良。

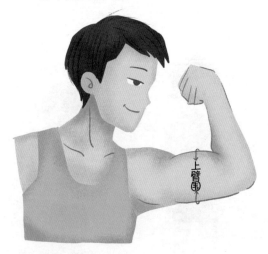

我国北方地区成人上臂围正常值见表2-2：

表2-2　我国北方地区成人上臂围正常值

性别	年龄（岁）		
	18~25	26~45	≥46
男	25.9±2.09	27.1±2.51	26.4±3.05
女	24.5±2.08	25.6±2.63	25.6±3.32

（五）肺源性恶病质综合征

与晚期肺病相关的营养不良被称为"肺源性恶病质综合征"，其特点为去脂体重减少。肺源性恶病质综合征是患者死亡的独立预测指标，可使患者的功能状态急剧下降，并且能够影响任何类型的晚期肺病患者。

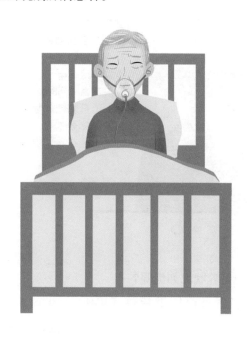

理想情况下准确评估肺源性恶病质需要通过测定去脂体重指数来确认去脂体重的丢失情况，因此需要进一步完善身体成分分析检查。肺病患者中，男性去脂体重指数＜17或女性去脂体重指数＜14可界定为存在肺源性恶病质综合征。对于这一类患者，口服营养补充剂以及健康教育能够在一定程度上改善患者的BMI、运动耐量和生存质量。

以上几个简便易操作的营养评价方法，大家都学会了吗？赶紧行动起来看看自己和家人的营养状况如何。

案例一：

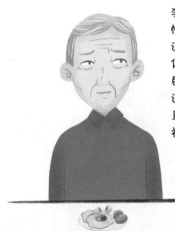

李某，65岁
慢性阻塞性肺病患者
近1月胃口差，不愿进食
体重下降5kg
目前身高1.68m，体重60kg。
近1个月食欲明显减退，
且伴随体重下降。
初筛已经存在营养风险的可能。

他目前的营养状况如何呢？

首先，患者目前体重指数（BMI）=$60 \div 1.68^2 \approx 21.3\text{kg/m}^2$，在 $18.5 \sim 23.9\text{kg/m}^2$ 的正常范围内，那么他是否就不存在营养风险呢？

答案当然是否定的。患者近1个月食欲明显减退，且伴随体重下降，我们根据上文中NRS2002初筛表可以看出，患者初筛已经存在营养风险的可能，需要到营养科就诊进一步完善全面营养评价，制订营养治疗计划。否则随着疾病的进展，在高代谢状态及消化道功能减退等因素共同作用下，"营养不良"迟早会找上门来。

案例二：

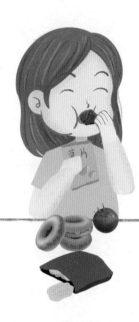

田某，55 岁
身高 1.60m
体重 59kg
腰围 85cm
臀围 90cm
体重指数在正常范围内，
然而饮食习惯较差，
膳食结构不均衡。
腰臀比 =0.94，腹部脂肪蓄积。
一定程度上会影响呼吸运动，
加重呼吸道症状。

你认为她目前的营养状况如何呢？

首先，患者体重指数（BMI）$=59 \div 1.60^2 \approx 23.0 \mathrm{kg/m^2}$，同样在 $18.5 \sim 23.9 \mathrm{kg/m^2}$ 的正常范围内。然而患者饮食习惯较差，膳食结构不均衡。

患者目前腰围 85cm，臀围 90cm，腰臀比 =0.94，可判断为腹部脂肪蓄积，腹部脂肪蓄积在一定程度上会影响呼吸运动，加重呼吸道症状，同时也是衡量部分慢性疾病发病率的重要指标。因此，我们同样建议该患者到营养科就诊，通过合理安排餐次、分配热量、优化膳食结构等方式调整日常饮食习惯，并联合适当运动，跟"小肚子"说拜拜。

您知道吗

1. 慢性阻塞性肺疾病患者为什么多会出现体重下降？

2. 营养不良会影响慢性阻塞性肺疾病患者的呼吸吗？

3. 慢性阻塞性肺疾病患者应该如何保持体重？

4. 慢性阻塞性肺疾病患者每餐饮食要如何搭配？

如果您是一名慢性阻塞性肺疾病的患者或其家人，想必您也会有以上类似的疑惑，那么请带着您的疑惑一起来读一下本章节的内容。

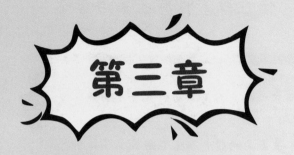

慢性阻塞性肺疾病患者的营养治疗

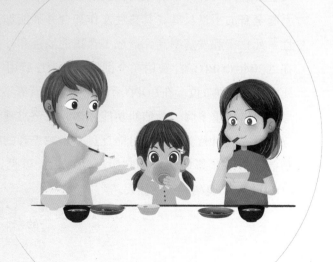

第一节　慢性阻塞性肺疾病与营养

● 慢性阻塞性肺疾病患者为什么多会出现体重下降？

● 营养不良会影响慢性阻塞性肺疾病患者的呼吸吗？

本节内容将为您解答以上疑问，希望您在阅读后能有所收获。

慢性阻塞性肺疾病（chronic obstructive pulmonary disease，COPD）是以持续气流受限为特征，呈渐行性进展且不可逆性的一组疾病，简称为慢阻肺。常见于中老年人，主要包括慢性支气管炎、肺气肿等气道阻塞性疾病。主要累及肺部，同时也可引起全身的不良反应，其急性发作和合并症能加重疾病的严重性，死亡率和发病率高，造成了严重的经济和社会负担，预计在2020年COPD治疗费用在全世界疾病治疗费用中排名第5位，死亡率排名第3位。在COPD后期往往伴有营养不良的出现，常导致患者体重下降、骨骼肌功能障碍，甚至出现肺源性恶病质综合征，同时营养不良还可能反过来影响患者的呼吸肌结构和功能，进一步影响患者的呼吸驱动。由此可见，营养不良与COPD预后不良的相关性甚大。

COPD患者的营养代谢过程比较复杂，主要有以下几个特点。

（一）能量消耗增加

对于COPD患者而言，长期气道阻塞、肺泡的有效顺应性下降以及肺部长期过度充气使呼吸肌和膈肌的做功增加。有研究发现，COPD患者每天在呼吸上的耗能就高达430~720kcal。此外，患者体内各种炎症因子以及某些促分解激素如儿茶酚胺、糖皮质激素、胰高血糖素等分泌增加，导致葡萄糖利用障碍、蛋白质分解加速，长期处于高分解代谢状态，导致营养不良风险明显增高。

（二）营养物质摄入减少

COPD患者多会出现食欲缺乏，进食量下降，究其原因，这与患者进食时呼吸困难加重导致摄食受限有关，有的患者饱餐后因胃充盈会进一步加重呼吸困难。此外，长期使用抗生素、茶碱类平喘药物对胃黏膜有一定的刺激作用，也会影响患者的进食情况。

（三）营养物质的消化、吸收和利用功能障碍

长期缺氧、高碳酸血症、心功能不全、胃肠道淤血以及广谱抗生素的应用等可能造成患者肠道菌群失调，导致患者胃肠道对各种营养素的消化吸收功能障碍，而对各种营养素的缺乏日渐累积，将进一步加重患者的营养不良。

第二节 营养治疗

- 慢性阻塞性肺疾病患者应该如何保持体重？
- 慢性阻塞性肺疾病患者每餐饮食要如何搭配？

本节内容将为您解答以上疑问，希望您在阅读后能有所收获。

COPD患者的营养治疗要注意各大营养素的供给是否合适，供能营养素在体内代谢所产生的二氧化碳是经过肺部排出，摄入过量有可能增加呼吸负荷，而长期营养素摄入不足则可能出现营养不良，进而影响机体的免疫功能以及修复功能。因此，慢阻肺患者的营养治疗应该以满足机体的能量及蛋白质的需求为前提，采用高蛋白质高脂肪低碳水化合物为主的膳食模式，以减轻呼吸负荷，使体重保持或逐渐恢复正常。

一 COPD患者的营养需求

（一）能量

能量摄入目标是营养治疗的基础，有研究表明COPD患者由于气道阻力增加等原因，静息能量代谢（REE）比正常人高15%~20%，其中，存在营养不良的患者REE比营养状况良好的患者更高。COPD患者的每天能量摄入目标可参考Harris-Benedict公式与校正系数的相关计算得到，也可以采用专门针对COPD患者REE的估算公式计算得出，具体如下：

$$REE（kcal/d）=11.5×体重+952（男性）$$
$$REE（kcal/d）=14.1×体重+515（女性）$$

当然，有条件的患者还可采用间接测热法来测定实际静息能量消耗，据此来决定每天的能量摄入目标值。

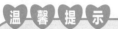

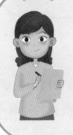

对于合并肥胖的COPD患者（此处的"肥胖"定义为>120%理想体重），应适当限制能量摄入总量以控制体重，避免肥胖本身对患者的呼吸系统造成进一步负担，可参照Harris-Benedict公式估算得到的总能量的1.0~1.1倍。

（二）蛋白质

众所周知，充足的蛋白质摄入对提高机体的免疫力十分重要。但对COPD患者而言，蛋白质的摄入并非多多益善，蛋白质在代谢过程中也需要耗氧，并且代谢产生同等能量的需水量比糖和脂肪高出数倍，容易造成液体失衡，同时蛋白质摄入过多还将导致尿钙增多，造成机体内钙流失增加。

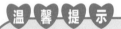
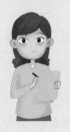
（三）脂肪

脂肪作为COPD患者的三大供能营养素之一，显得特别重要，因为它的呼吸商低，即可为患者产生大量非蛋白质能量的同时产出较少的二氧化碳，尤其适用于合并Ⅱ型呼吸衰竭的患者。但过高脂肪膳食模式可能会导致高脂血症，甚至损害网状上皮系统，干扰机体的免疫功能。建议COPD患者的脂肪供能比例占每天摄入总能量的20%～30%。另外，要注意避免过多饱和脂肪酸的摄入，保证富含必需脂肪酸的不饱和脂肪酸的摄入量。适当添加中链脂肪酸（medium-chain fatty acid，MCFA）以期取得节氮效应。

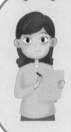

（四）碳水化合物

虽有研究表明膳食中碳水化合物（carbohydrate，CHT）比例过高可能会对COPD患者的呼吸造成额外的负担，但由于它能促进人体肌肉合成蛋白质，且过分限制有可能引起酮症风险，导致蛋白质的过度分解以及体内环境电解质紊乱。故应正确看待碳水化合物，根据患者的不同情况控制其摄入比例。对于合并高碳酸血症的患者可适当限制膳食模式中CHT的比例，对于无明显通气受限的患者，则无须对CHT过分严格限制。总而言之，碳水化合物应占总摄入能量的35%～50%为宜。

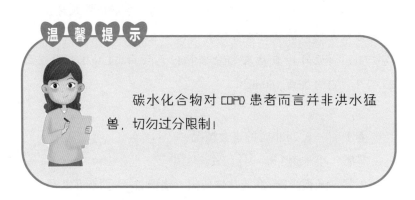

温馨提示

碳水化合物对 COPD 患者而言并非洪水猛兽，切勿过分限制！

（五）维生素与矿物质

在COPD患者的营养治疗上，前面所提及的能量以及三大供能营养素的供给固然很重要，但倘若缺乏一些维生素以及矿物质，亦会导致氧自由基对机体的损害以及影响能量代谢，甚至会加重呼吸肌无力。因此，我们不能忽视各种维生素和矿物质的补充，尤其是磷、镁、钙等以及维生素C，并且建议定期进行复查。

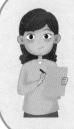
二 COPD营养门诊案例分享

　　病情介绍：老王，男性，73 岁，确诊为慢性阻塞性肺疾病 20 多年，近日咳嗽、咳痰加重，无糖尿病、高血压等基础疾病，平素胃口欠佳，进餐时常常伴有气促加重。目前体重 50kg，身高 172cm。近日检查结果部分摘抄：总蛋白 64.4g/L，白蛋白 25.6g/L，前白蛋白 150mg/L。

　　老王前一天 24 小时的进食情况：

　　早餐：小米粥 1 碗+肉包 1 个。

　　午餐：米饭半碗+西蓝花炒瘦肉（瘦肉 25g，西蓝花几朵）。

　　晚餐：米饭半碗+番茄炒鸡蛋（鸡蛋 1 个，番茄 1 个）。

　　餐间未进食其他食物予以补充。

　　老王"吃够"了他的营养需求吗？我们一起来算一算，看一看。

　　（1）计算能量及营养素的需要量：老王的诊断为慢性阻塞性肺疾病急性发作，建议营养供给目标应达到能量 35kcal/（kg·d），蛋白质 1.2～1.5g/（kg·d）。根据身高、体重计算老王目前 BMI=$50/1.72^2$=16.9kg/m²，且血清蛋白偏低（25.6g/L），属于消瘦型营养不良，考虑能量及蛋白质摄入都偏低，同时从老王前一天的饮食粗略估算得出他目前每天摄入能量约1 000kcal，蛋白质25～30g，远低于他的营养需求，但我们考虑到老王食欲不佳且进食气促等问题，故暂将营养目标调整至能量30kcal/（kg·d）（1 500kcal/d），蛋白质1.3g/（kg·d）（即65g/d）。

（2）优化每一餐的膳食结构：我们再看看老王进食的膳食结构，发现存在以下问题：①能量及蛋白质的配比不理想：如早餐中的小米粥与肉包子都属于主食类，老王这餐的优质蛋白质是很低的，建议他可以加入富含蛋白质的食物如鸡蛋或者瘦肉、牛奶等；②蛋白质食物的来源也较为单调，可以丰富品种（如鸡肉、瘦肉、鱼肉、鸡蛋、牛肉等）。

于是，我们按老王的饮食习惯制订了一个营养食谱范例（表3-2）。

表3-2　老王营养食谱范例

餐别	食物及建议摄入量
早餐	各种包点1个+鸡蛋1个+牛奶200ml+小番茄3个
午餐	米饭半碗+西蓝花炒瘦肉（瘦肉50g，西蓝花几朵）+清炒菜心（菜心100g）
晚餐	米饭半碗+腐竹焖鱼腩（去骨鱼腩50g，腐竹50g）+清炒油麦菜（油麦菜100g）

（3）即使是降低了目标，但要让每天仅能吃1 000kcal左右的老王尽力去吃够1 500kcal还是一件基本不太可能实现的事情。因此，我们建议在进食天然食物的基础上添加特别适用于COPD患者的高能量高蛋白质型营养素，分别在上午、下午及晚上予以补充日常摄食的不足，具体见表3-3。

表3-3　高能量高蛋白质型营养素补充方式

时间	营养素
上午9：30	高能量高蛋白质型营养素150~200ml（提供能量150~200kcal，蛋白质8~10g）
下午15：00	高能量高蛋白质营养素150~200ml（提供能量150~200kcal，蛋白质8~10g）
晚上20：30	高能量高蛋白质营养素150~200ml（提供能量150~200kcal，蛋白质8~10g）
合计	补充能量450~600kcal/d，蛋白质24~30g/d

当然，关于医学营养素的配方选择及具体剂量仍需要结合患者本人的血糖、肝肾功能以及消化情况等进行综合考虑，建议咨询您的专业营养（医）师。

本章要点：

读到这里，相信大家对慢阻肺的营养相关知识已经有了一定的了解吧？那么，我们一起来回答一下在本章开头提出的几个问题：

1. COPD 患者为什么多会出现体重下降？

答：由于慢阻肺患者的疾病影响，能量消耗增加了，但同时胃口欠佳等导致营养物质摄入减少，同时还存在对各种营养物质的消化、吸收和利用功能障碍等，这种情况下体重下降不难理解。

2. 营养不良会影响 COPD 患者的呼吸吗？

答：会的。COPD 后期往往合并营养不良，患者体重下降、骨骼肌功能障碍，甚至出现肺源性恶病质综合征，此时呼吸肌结构和功能也会出现改变，进一步影响患者的呼吸驱动。

3. COPD 应该如何保持体重？

答：保持体重的关键在于总进食情况能够满足目前能量、蛋白质等的需要。食欲好且气促对进食影响不大的患者可以通过饮食结构的调整以及增加进食量来达到这个目标；对于食欲不佳或者进食时气促明显加重进而摄食受限的患者，进食量未能达到总需求的60%以上，除了饮食的调整外，建议选用COPD适用型的高能量高蛋白质型营养素进行经口营养治疗。

4. COPD 患者每餐饮食要如何搭配？

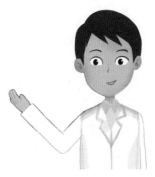

答：COPD患者的饮食搭配首先要遵循平衡膳食的大原则，每餐保证主食、蛋白质类食物、蔬菜的基本结构，在此基础上适当调整每大类食物进食量。

您知道吗

1. 我为什么会得支气管哮喘呢？

2. 我对很多食物过敏，跟支气管哮喘有关系吗？

3. 支气管哮喘跟营养有什么关系呢？

4. 得了支气管哮喘该怎么吃？

如果您或您的家人患有支气管哮喘，想必您也会有类似以上问题的疑惑，希望您通过阅读本章节能够得到答案。

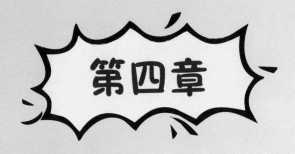

第四章

支气管哮喘患者的营养治疗

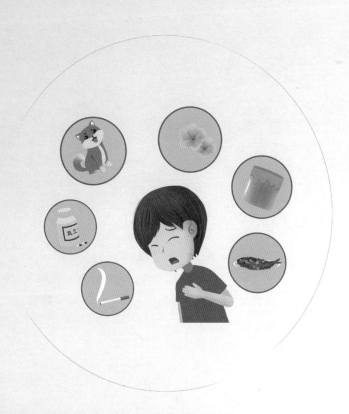

第一节 支气管哮喘与营养

- 我为什么会得支气管哮喘呢？
- 我对很多食物过敏，跟支气管哮喘有关系吗？
- 支气管哮喘跟营养又有什么关系呢？

本节内容将为您解答以上疑问，希望您在阅读后能有所收获。

支气管哮喘是一种以慢性气道炎症和气道高反应性为特征的异质性疾病。临床表现为反复发作的喘息、气急、胸闷或咳嗽等症状，常在夜间及凌晨发作或加重。根据全球和我国哮喘防治指南提供的资料，经过长期规范化治疗和管理，80%以上的患者可以达到哮喘的临床控制。

据全球哮喘防治倡议（global initiative for asthma，GINA）委员会估计，全球约有3亿人受到支气管哮喘的困扰；据世界卫生组织（world health organization，WHO）预测，至2025年哮喘患者将增至4亿人。截止到2017年，我国哮喘患者已达到3 000万人，且患病人数一直持续增长。哮喘病死率在（1.6～36.7）/10万，多与哮喘长期控制不佳、最后一次发作时治疗不及时有关，其中大部分是可预防的。我国已成为全球哮喘高病死率的国家之一。

一 为什么我会得支气管哮喘？

支气管哮喘是一种复杂的、具有多基因遗传倾向的疾病。

发病机制尚不完全清楚，多数研究者认为与变态反应、气道炎症、气道反应性增高及神经等因素相互作用有关，是遗传和环境两方面因素共同作用的结果。环境因素包括变应原性因素和非变应原性因素。变应原性因素包括室内变应原（如尘螨、家养宠物、蟑螂）、室外变应原（如花粉、草粉）、职业性变应原（如油漆、活性染料）、食物（如鱼、虾、蛋类、牛奶）和药物（如阿司匹林、抗生素）等。非变应原性因素包括大气污染、吸烟、运动、肥胖等。

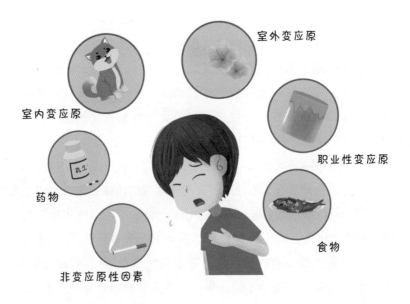

哮喘常与食物过敏有关。许多食物可以成为哮喘变应原,特别是高蛋白质食物相对更容易引起变态反应。例如,有些患者吃鱼、虾、蟹后发生荨麻疹,也有的患者可能发生哮喘。任何食物均可引起过敏,常见致敏食物有牛奶、鸡蛋、小麦、谷物、巧克力、柑橘、核桃、海鲜、河鲜等。同种属性的食物常有共同的变应原特性,可以发生交叉变态反应。食物过敏引起的呼吸道疾病有哮喘、过敏性鼻炎等。要确定是否由食物过敏引起的哮喘,需根据病史、体检以及必要的实验室检查综合判断。

有研究表明健康饮食(该研究中的"健康饮食"是指富含水果、蔬菜和全谷物的饮食)有助于降低哮喘症状的发生频率,并改善人们对哮喘症状的控制。坚持健康饮食的男性经历哮喘症状的概率降低30%。对于女性,这一数字是20%。此外,坚持健康饮食的男性哮喘控制不良的可能性降低了60%,而对于女性,这一数字是27%。

 支气管哮喘会导致营养不良吗?

哮喘患者的营养代谢特征如下。

1. 食欲减退 长期反复的哮喘发作,患者常难以正常进食,从而影响了营养素的摄入。

2. 代谢增加 哮喘发作时高度应激、代谢状态,加上患者常处于焦虑、恐惧的情绪中,能量消耗多,营养需求大。

3. 吸收减少 长期低氧血症、电解质紊乱易造成消化功能减退，从而导致各种营养素的吸收、利用减少。

4．药物影响　哮喘患者的药物治疗中常包括糖皮质激素、茶碱类、抗菌药物等，这些药物一方面易引起胃肠道应激、肠道菌群紊乱，从而影响营养物质的吸收；另一方面对骨代谢亦有一定影响。

综合上述哮喘患者的营养代谢特征，显而易见，"哮喘"与"营养不良"常常是如影随形的。

第二节　营养治疗

● 得了支气管哮喘该怎么吃？

本节内容将为您解答以上疑问，希望您在阅读后能有所收获。

对于支气管哮喘患者，在使用解痉止喘药物的同时，应注意营养治疗。其目的是找出引起哮喘的食物变应原，加以排除，不进食可能有交叉变态反应的同属食物，以消除症状，恢复患者正常的胃肠道消化和吸收功能。

一　营养治疗原则

（一）避免引起过敏的食品

如果引起哮喘的过敏食物有多种，则应提供营养丰富的、排除变应原的饮食，由营养师制订专门的食谱，以保证足够的营养供给。

（二）婴儿慎食牛奶

饮用牛奶引起哮喘发作的婴儿，在2岁以后可谨慎地再次饮用，再次饮用时应有处理变态反应的措施。牛奶含有多种蛋白质，其中β-乳球蛋白为最常见的变应原。

（三）保证营养供给

加强营养治疗，提高患者机体免疫功能，同时应补充各种营养素，包括矿物质以及维生素等。

（四）避免刺激性的食物

尽量避免刺激性的食物，戒烟忌酒。

（五）加强营养治疗

哮喘呈持续状态时，应考虑给予静脉补充营养素，防止加重营养不良。

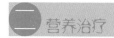

二 营养治疗

支气管哮喘患者的饮食宜清淡、少刺激，不宜过饱、过咸、过甜。但也不能过分限制饮食，过分限制饮食会失去应供给的营养素，使机体免疫力降低，易患上呼吸道感染，反而提高支气管哮喘的发病率。

（一）保证充足的能量，良好的膳食结构

1. 能量　每天能量供给不低于30kcal/kg。

2. 碳水化合物　碳水化合物摄入过多可能会对哮喘患者的呼吸造成额外的负担，特别是对于已经合并二氧化碳潴留和高碳酸血症的患者而言，其供能比例不宜超过50%。但是，如碳水化合物的摄入量低于100～150g/d，就有引起酮症的风险，从而导致内环境酸碱平衡失调、电解质紊乱、负氮平衡等。因此，切记不可一味地限制主食、减少碳水化合物摄入量，应在适当碳水化合物摄入的前提下，合理地予以控制。否则可就得不偿失了！

3. 蛋白质　由于蛋白质的食物特殊动力作用耗氧量较大，因此在饮食中应适量摄入优质蛋白质以维持机体需求，同时应减少效价低的蛋白质摄入，蛋白质供能比例以15%～20%为宜。此

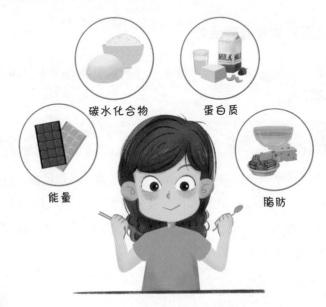

外，对于哮喘患者而言，考虑到动物性蛋白质的致敏作用，可用一部分优质植物性蛋白质替代动物性蛋白质，尤其是大豆及大豆制品。目前已证实，一些含蛋白质丰富的动物性食物，如蛋类、牛奶、肉、海鱼、蟹等均可引发哮喘，因此应注意避免食用能够引发哮喘的食物。由于这类食物包括的范围很广，对于不同的哮喘患者来说应该因人而异。哮喘患者应根据自己的实际情况，合理地"忌口"，这样既可以避免由饮食不慎而导致哮喘发作，又可以防止因过于讲究"忌口"而影响多种营养素的需求。

4. 脂肪　由于脂肪呼吸商较低，高脂饮食尤其适用于合并二氧化碳潴留的患者。但考虑到高脂饮食并非平衡健康的饮食模式，且多数患者可能合并其他心脑血管、代谢、肝肾疾病等，宜将脂肪供能比例控制在20% ~ 30%。如在哮喘急性发作期，患者合并二氧化碳潴留、高碳酸血症，可考虑调整膳食模式，进一步提高脂肪的供能比例。

（二）注意补充水分

在哮喘发作时，特别是严重发作时，因张口呼吸、出汗多、饮食少，可导致体内水分的丢失，从而使痰液黏稠不易咳出，因此及时补充水分，增加液体摄入量，对于纠正或防治失水具有十分重要的意义。要鼓励轻症患者多饮水，危重患者不能进食时，可用静脉补液，这样有利于稀释痰液，促使黏稠痰液的排出。

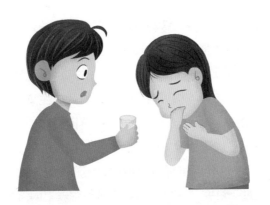

（三）少量多餐

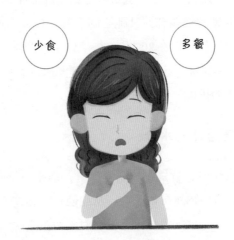

少量多餐有利于减轻哮喘患者的呼吸困难及避免哮喘时咳嗽、呕吐而导致呕吐物吸入呼吸道。饱食可使膈肌上抬导致气短，应注意避免。

（四）膳食性质

1. 在哮喘发作期可进食软食或半流质饮食，这样可以减轻呼

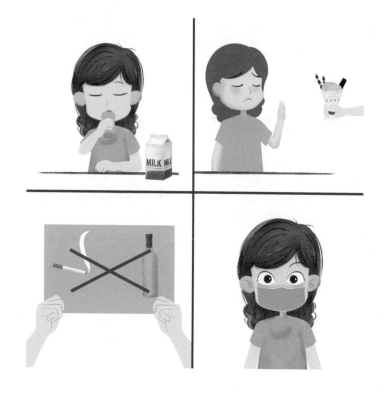

吸急促所引起的咀嚼和吞咽困难，既有利于消化吸收，又可防止食物反流。

2. 不食用过冷或其他刺激性食物，过冷或刺激性食物可导致支气管痉挛。

3. 戒烟忌酒。

4. 在寒冷天气时出门，建议佩戴口罩达到保温、保湿的效果，避免吸入干冷空气。

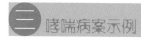 哮喘病案示例

病情介绍：谢某，男性，66岁，支气管哮喘患者，体重

50kg，身高 1.7m。近 1 个月食欲差，近 2 天每餐仅进食白粥 1 碗（大米约 50 克/次），体重明显下降。

营养状况评估：患者 BMI=50÷1.7²=17.3kg/m²，呈消瘦型营养不良。目前每天能量摄入量低下，大概 500~600kcal/d，且膳食结构差，能量密度低。

制定营养供给目标：我们根据上文所说，将初始能量目标设定为 30~35kcal/（kg·d）（即 1 500~1 750kcal/d），蛋白质 1.2g/（kg·d）（即 60g/d）。

营养治疗：根据患者目前情况，食物形式以半流质为主。但由于患者摄入量有限，即使在调整患者膳食结构、提高膳食营养密度的情况下，天然饮食仍然较难达到以上目标值。因此，我们建议采用"3+3"饮食模式，在 3 餐之间增加高营养密度、体积小且能量-蛋白质配比适宜的营养素，以维持能量平衡（表4-1）。

表4-1　一天半流质食谱示例

餐别	食物及建议摄入量
早餐	菜心肉片粥 1 碗（大米40g+瘦肉片 25g+碎菜心 30g），豆浆 200~250ml
上午加餐	营养素150~200ml（提供能量150~200kcal，蛋白质8~10g）
午餐	生菜鸡肉面1碗（面条50g+鸡肉50g+生菜50g），水蒸蛋1个
下午加餐	营养素150~200ml（提供能量150~200kcal，蛋白质8~10g），水果100~200g
晚餐	鱼茸碎菜粥1碗（大米25g+小米25g+鱼茸50g+碎菜50g）
晚上加餐	营养素150~200ml（提供能量150~200kcal，蛋白质8~10g）
全天	烹调用盐不超过6g，油不超过30g

以上食谱中标注克数均指生重（去骨去皮）。营养素种类及剂量需经营养（医）师综合评估病情后选择及调整。此外，可根据病情及相关指标适量给予矿物质及维生素的补充。

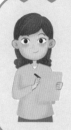

温 馨 提 示

　　每个人的营养状况、饮食习惯及基础疾病等均存在一定差异性，膳食建议不可一概而论，哮喘患者应根据自己的实际情况，避免引发哮喘的食物，有需要时不要忘记求助营养（医）师。

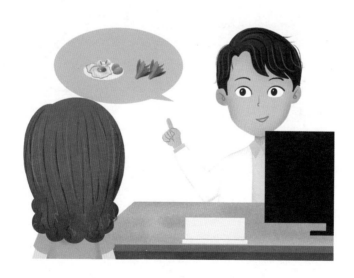

您知道吗

1. 肺部感染时，胃口不好，什么都不想吃，体重噌噌地下跌，怎么办？

2. 得了肺结核，吃些什么好？

3. 肺结核的患者反复咯血，如何从食物方面进行补血？

如果您是一名肺炎或肺结核的患者或其家人，想必您也会有以上类似的疑惑，那么请带着您的疑问和关注一起来读一下本章节的内容。

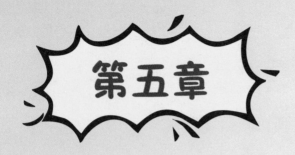

第五章

肺炎与肺结核患者的
营养治疗

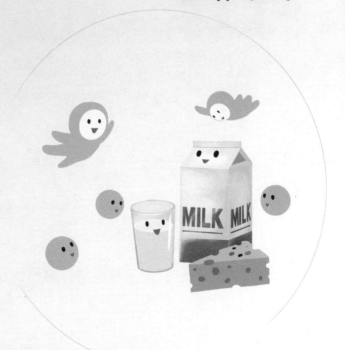

第一节　肺炎与营养治疗

肺炎是指由各种病原体如细菌、病毒、真菌、寄生虫等引起的终末气道、肺泡和肺间质的炎症，也可由放射性、吸入性异物等因素引起，常见症状有发热、咳嗽、咳痰等，以细菌感染多见。按照病原体的来源可分为社区获得性肺炎（community acquired pneumonia，CAP）和医院获得性肺炎（hospital acquired pneumonia，HAP）：①CAP是指在院外就已经患上的肺部炎症，包括具有明显潜伏期的病原体感染而在入院后平均潜伏期内发病的肺炎；②HAP是指患者入院时不存在也不处于潜伏期，而是在入院后48小时之后才发生的肺部炎症。

（一）肺炎患者的营养代谢变化

无论是以上哪一类型的肺炎，其营养代谢变化都是相似的，尤其当出现发热、咯血等症状或进展出现渗出性胸膜炎后，往往提示着患者的能量及蛋白质消耗大大增加。此时，如果患者的饮食情况未能随之调整并改善，就有出现营养状况下跌的风险。

（二）肺炎的营养治疗原则

肺炎的营养治疗目的是通过饮食的调整或营养素的补充，来给机体提供充足的能量和蛋白质，维持机体的消耗，提高抵抗力，预防肺部感染的进一步发展。肺炎的营养治疗原则如下。

1. 鼓励高能量、富含优质蛋白质饮食 建议每天营养供给的能量目标在35～40kcal/kg，蛋白质1.2～1.5g/kg。

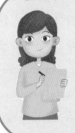
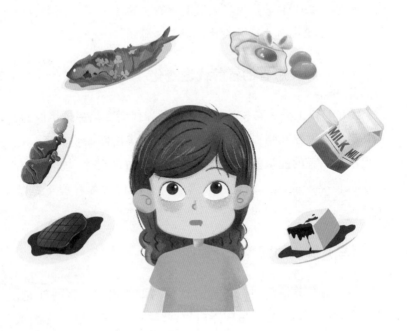

2. 矿物质的补充也要充足 肺炎患者发热时，水、电解质

失衡并不少见，此时应多进食新鲜水果、蔬菜以及豆制品、奶制品等高钙食物。

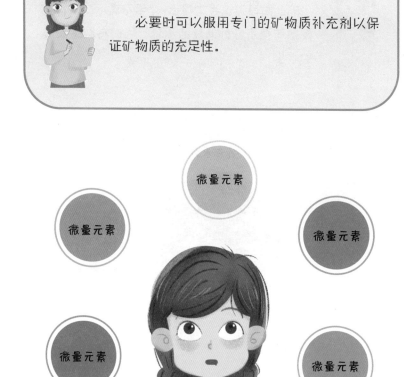

必要时可以服用专门的矿物质补充剂以保证矿物质的充足性。

微量元素

微量元素

微量元素

微量元素

微量元素

3. 膳食模式的选择　肺炎急性发作期宜选择易消化吸收的

半流质饮食为主，如肉末菜碎粥、鱼茸南瓜粥等，同时请尽量避免进食辣椒等刺激性食物，以免产生刺激性咳嗽加重病情。

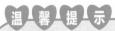

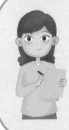

　　此阶段建议经常喝水，"手不离水"以补充发热等情况额外消耗的水分，同时有利于痰液的咳出。

补充水分

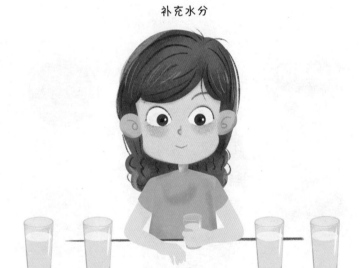

　　4. 肺炎恢复期间仍建议进食较容易消化的食物，食物形式可逐渐调整为软食，如蒸蛋、肉饼、蒸鱼腩、软米饭、面条等。

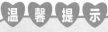

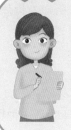

尽量少吃煎炸类等"易上火"的食物，避免过辣或过甜的食物。

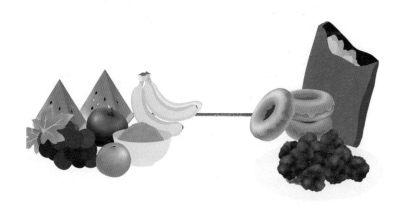

5. 如病情较严重，经口进食困难或进食量不够的患者，可考虑予以留置肠内喂养通道行肠内营养治疗，或联合部分肠外营养治疗。

第二节　肺结核与营养治疗

结核病是一种由结核分枝杆菌引起的慢性传染性疾病，可累及全身多脏器，可分为以下类型：原发性肺结核、血行播散性肺结核、继发性肺结核、结核性胸膜炎以及肺外结核等。

临床上以肺结核最为常见，主要症状有咳嗽、咯血、低热、盗汗和乏力等。

（一）肺结核患者的营养代谢变化

肺结核患者常常体型消瘦，是因为肺结核本身就是一种慢性消耗性疾病，尤其是结核活动期间，如果合并结核性胸腔积液或腹腔积液，则会丢失更多的蛋白质，极易发生蛋白质-能量营养不良。如果长期的营养状况低下，引起低蛋白血症，患者将会出现免疫力下降、肌肉萎缩，最终导致恶病质的发生。

（二）肺结核的营养治疗原则

由以上肺结核患者的营养代谢变化中可以看出，在肺结核的治疗中，营养治疗也是其中重要一环。其中，高能量、高蛋白质、高维生素饮食是肺结核营养治疗的关键。

1. 鼓励进食高能量密度的食物　正如之前所提及的，肺结核患者处于慢性消耗状态，能量需求自然超过健康人。此时只要患者的消化功能尚可，建议每天供给能量 40 ~ 50kcal/kg。当然，如果患者此时的结核中毒症状比较明显，甚至影响到对食物的消化吸收，则应该给予一些既富含营养又相对比较容易消化的软食，如蒸蛋、肉末面条、南瓜羹、鱼茸小米粥等。

2. 保证充足的优质蛋白质　结核病患者需要大量的蛋白质去增强机体的免疫力以及修复结核病灶。为此，我们建议每天补充蛋白质 1.5 ~ 2.0g/kg，其中优质蛋白质应占 50% 以上。特别值得关注的是，结核病患者要特别注意补充富含酪蛋白的食物，因为酪蛋白有促进结核病灶钙化的作用。

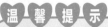
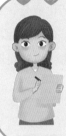

什么是富含酪蛋白的食物呢？答案是奶类及其制品！奶类及其制品不仅富含酪蛋白，还有满满的钙，两者均能促进病灶的钙化，因此被认为是结核病患者补充蛋白质的最佳选择。

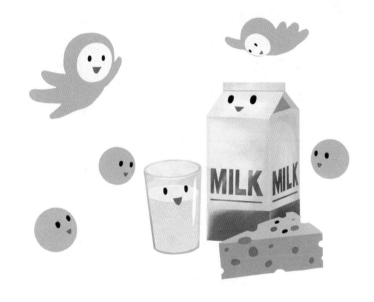

3. 补充丰富的维生素　慢性消耗性疾病对各种水溶性维生素及脂溶性维生素的消耗自然也会增加。而且维生素 B_1、维生素 B_6 能减少抗结核药物的部分不良反应。此外，结核病患者大多存在血维生素 D 水平偏低，其中一个原因是异烟肼会干扰维生素 D 的正常代谢。在此，特别提醒大家要注意补充 B 族维生素和维生素 D。

4. 补充适量的矿物质　为了促进结核病灶的钙化愈合，患者通常需要大量的钙，建议可进食富含钙的食物，必要时服用钙剂进行补充；如果合并咯血，要注意复查血常规，检查是否有贫血或者缺铁，必要时予以相关补给。

温 馨 提 示

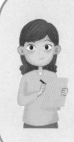

　　建议患者多进食奶类及其制品、大豆及其制品等富含钙的食物，同时注意补给含铁丰富的食物，而血红素铁是最容易被人体吸收的形式，如肉类、动物肝脏、动物血等。特别提醒，补铁的同时注意多进食富含维生素 C 的食物，如奇异果、橙子、大枣等以促进铁的吸收。

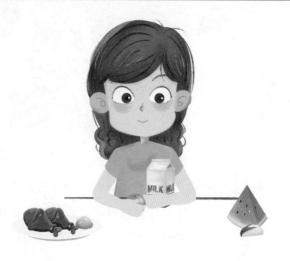

第三节 门诊营养治疗病例分享

病情介绍：任某，男性，33岁，确诊为肺结核1个月余，近日有咯血，体温波动于37~38.5℃，目前体重56kg，身高171cm。近日检查结果部分摘抄：总蛋白60.4g/L，清蛋白24.5g/L，血红蛋白（Hb）112g/L，平均红细胞体积（MCV）78fl，胸部X线片提示合并胸腔积液。近日食欲佳。

任某前一天24小时的进食情况如下：

早餐：肉末粥1碗+肉包1个+鸡蛋1个+牛奶250ml。

午餐：米饭1碗+黄瓜炒瘦肉（瘦肉100g，黄瓜100g）+清炒菜心（菜心150g）。

下午：苹果1个。

晚餐：米饭1碗+清蒸鱼（鱼腩100g）+上汤娃娃菜（娃娃菜200g）。

任某如此"能吃"，那么为什么他的一些营养相关指标如清蛋白还是这么低呢？就让我们一起来算一算，看一看。

（1）计算能量及营养素的需要量：任某的诊断为肺结核。这是一种慢性消耗性疾病，建议营养供给目标应达到能量40kcal/（kg·d），蛋白质1.5g/（kg·d）。根据身高、体重计算任某目前BMI=56/1.71²=19.2kg/m²，体型尚属正常，但血清蛋白偏低（24.5g/L），考虑疾病消耗较大，能量及蛋白质摄入不足。同时，从他前一天的饮食粗略估算得出他目前每天摄入能量1 600~1 700kcal，蛋白质约70g，进一步说明了他目前进食情况未能达到慢性消耗性疾病状态下的需求。

故任某的营养供给最低目标应定为：

$$能量40kcal/(kg·d) × 56kg=2\ 240kcal/d$$
$$蛋白质1.5g/(kg·d) × 56kg=84g/d$$

（2）为达到该营养供给目标，我们建议任某采取"3+3"进餐法，并使用高能量高蛋白质型营养素加强经口营养治疗，该食谱提供能量约2 300kcal，蛋白质110g（表5-1）。

表5-1　任某一日食谱示例

餐别	食物及建议摄入量
早餐	各种包点1个，牛奶燕麦粥1碗（牛奶250ml，燕麦40g），鸡蛋1个，小番茄3颗
上午加餐	高能量高蛋白质型营养素200ml（提供能量200kcal，蛋白质10g，同时强化铁等矿物质）
午餐	米饭1碗，西蓝花胡萝卜炒瘦肉（瘦肉100g，西蓝花100g，胡萝卜100g），清炒菜心（菜心150g）
下午加餐	高能量高蛋白质型营养素200ml（提供能量200kcal，蛋白质10g，同时强化铁等矿物质）
晚餐	米饭1碗，番茄焖鱼腩（去骨鱼腩100g，番茄100g），炒油麦菜（油麦菜150g）
晚上加餐	高能量高蛋白质型营养素200ml（提供能量200kcal，蛋白质10g，同时强化铁等矿物质）
机动餐	水果250g

当然，关于医学营养素的配方选择及具体剂量仍需要结合患者本人的血糖、肝肾功能以及消化情况等进行综合考虑，具体建议咨询您的专业营养（医）师。

本章要点：

读到这里，相信大家对肺炎和肺结核的营养相关知识已经有了一定的了解。那么，我们一起来回顾一下在本章开始时提出的几个问题。

1. 肺部感染时，胃口不好，什么都不想吃，体重噌噌噌地下跌，怎么办？

答：宜进食富含营养同时又相对容易消化的食物，如胡萝卜汁蒸蛋羹、肉末面条、鱼茸粥等，必要时可使用医学营养素来加强营养摄入，保证最基本的能量和蛋白质摄入。

2. 得了肺结核，吃些什么好？

答：肺结核是一种慢性消耗性疾病，故必须保证充足的能量和蛋白质供给，同时注意补充富含酪蛋白的食物如牛奶，还要注意维生素和矿物质的补充，特别是B族维生素、维生素D以及钙和铁。

3. 肺结核的患者反复咯血，如何从食物方面进行补血？

答：反复咯血，会造成铁的丢失。因此，补血的同时要注意加强铁的补充，富含铁的食物如肉类、动物肝脏、动物血等。同时要多进食富含维生素C的食物，如奇异果、橙子、大枣等以促进铁的吸收。

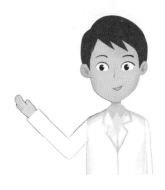

您知道吗

1. 我为什么会得支气管扩张呢？

2. 支气管扩张跟营养有什么关系呢？

3. 我可以做些什么来缓解支气管扩张的症状吗？

4. 得了支气管扩张该怎么吃？

如果您或您的家人患有支气管扩张，想必您也会有类似以上问题的疑惑，希望您通过阅读本章节能够得到答案。

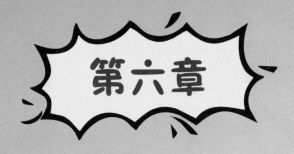

支气管扩张患者的营养治疗

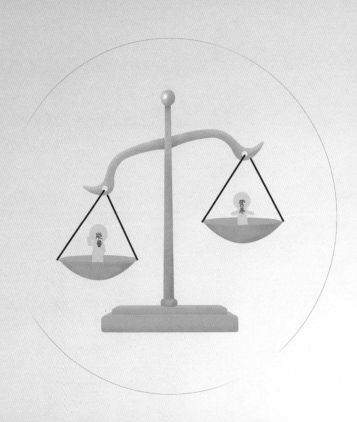

第一节　支气管扩张与营养

- 我为什么会得支气管扩张呢?
- 支气管扩张跟营养又有什么关系呢?

本节内容将为您解答以上疑问，希望您在阅读后能有所收获。

支气管扩张主要指急、慢性呼吸道感染和支气管阻塞后，反复发生支气管化脓性炎症，致使支气管管壁结构破坏、管壁增厚，引起支气管异常和持久性地扩张的一类异质性疾病的总称，主要分为囊性纤维化导致的支气管扩张和非囊性纤维化导致的支气管扩张。本章主要讨论非囊性纤维化导致的支气管扩张，囊性纤维化导致的支气管扩张将在第七章进行讨论。

支气管扩张的患病率各国报道差别较大，目前，国内缺乏全国注册登记研究和全国性的流行病学资料。美国从2000年至2007年每年支气管扩张患者人数增加8.74%，我国报道40岁以上人群中支气管扩张的患病率可达到1.2%。

 为什么会得支气管扩张?

诱发支气管扩张的因素主要包括以下几点：①感染：包括细菌、真菌及病毒等致病微生物的感染；②免疫缺陷或异常：包括各种原发性、继发性的免疫缺陷与异常；③先天性遗传性疾病：包括 α_1-抗胰蛋白酶缺乏、纤毛结构缺陷、囊性纤维化；④先天性结构缺损：包括淋巴管/淋巴结性结构缺陷、黄甲综合

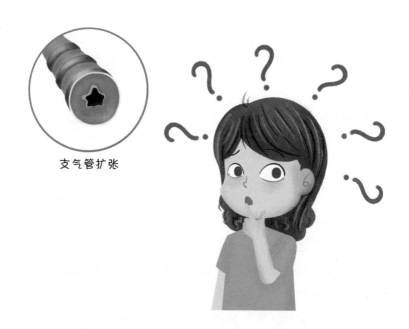

支气管扩张

征、气管支气管性结构缺陷、血管性结构缺陷；⑤其他：如气道阻塞、毒性物质吸入、炎症性肠病等。

 支气管扩张会导致营养不良吗？

广州呼吸健康研究院前期的研究数据揭示，25.7%的支气管扩张患者伴随体重过轻（BMI<18.5kg/m²）。且随着疾病进展，营养不良患者所占比例有升高趋势。支气管扩张造成营养不良的机制是多方面的，主要原因是支气管扩张患者机体能量需求与营养摄入的不平衡。

1. 高代谢状态导致营养消耗增多　支气管扩张患者因气道阻力增高、肺顺应性降低导致呼吸肌负荷增加，基础代谢提高。此外，既往有研究表明60%～80%的稳定期支气管扩张患者气道内有潜在细菌定植，机体处于持续应激状态，能量和蛋白质消耗增

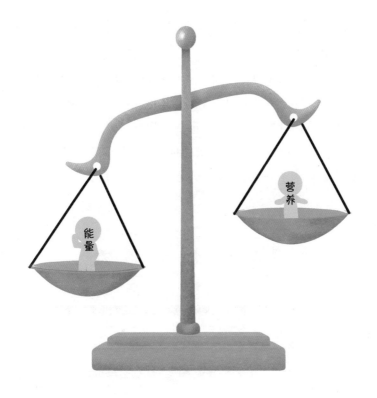

多，易造成营养不良。

2. 营养摄入不足　支气管扩张患者反复咳嗽、气促导致吞咽困难，加之长期服药造成厌食、胃口较差等。此外，长期慢性缺氧状态可能诱发胃肠道淤血、缺氧，进而导致胃肠道功能障碍，最终引起营养不良的发生。随着支气管扩张病程的延长及累及肺叶的增多，患者营养不良的发生率亦明显增加。

 营养不良会加重支气管扩张吗？

有数据显示BMI<18.5kg/m²是支气管扩张急性加重和死亡的独立危险因素。营养不良发生后将进一步加重呼吸肌疲劳、萎

缩，同时可能导致肺泡表面活性物质、肺弹性纤维减少，引起患者气道阻力增加、肺顺应性下降，加重低氧血症。此外，营养不良导致人体免疫力下降，免疫球蛋白减少，巨噬细胞吞噬能力减弱。与抗感染密切相关的免疫球蛋白包括IgM、IgG、IgA等，其中IgA是呼吸道黏膜最重要的防御屏障，IgA减少后导致呼吸道黏膜防御能力减弱，感染难以控制。同时，营养不良也可能导致肺泡上皮细胞修复功能受损，致使肺部感染不易被控制。

第二节　营养治疗

- 我可以做些什么来缓解支气管扩张的症状吗？
- 得了支气管扩张该怎么吃？

本节内容将为您解答以上疑问，希望您在阅读后能有所收获。

 可以做些什么来缓解支气管扩张的症状吗？

首先，如果您和您的家人有吸烟的习惯，请务必戒烟。同时，注意在其他场所也尽量远离各类烟雾。

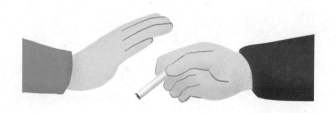

第二，每年应接种流感疫苗，并且至少接种1次肺炎疫苗。

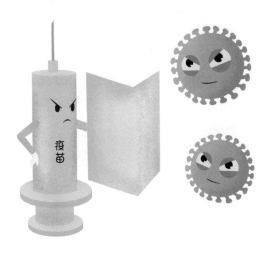

第三，保证摄入机体所需的营养素，使体重尽量接近理想体重，这有助于改善您的呼吸肌肌力、肺功能。

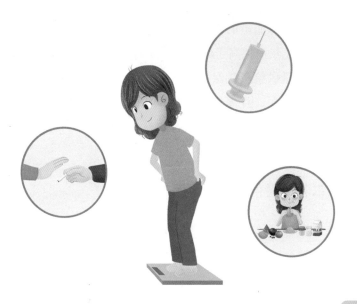

良好的营养状态有助于改善支气管扩张患者的呼吸肌肌力和运动耐力，降低并发症的发生概率和减轻其程度。营养治疗应以"尽早"为原则，以利于维持良好的营养状态。当患者没有明显胃肠道功能障碍时应鼓励患者尽可能经胃肠道给予营养（如患者存在吞咽困难，可通过鼻饲等途径加强营养治疗）。当肠内营养不能满足营养摄入量时，可短期给予静脉营养。

 营养治疗要怎么做？

对于大多数支气管扩张患者而言，需调整饮食习惯及膳食结构。饮食形式以软食为主，从而减少进食耗氧。进食前可适当休息，少量多餐。如患者伴有明显缺氧，可在进餐时或进食后给予氧疗。

（一）能量需要

确定患者总能量的供给是营养治疗的核心问题，支气管扩张患者基础能量消耗高于健康人，同时还要纠正已降低的体重，因此每天能量供给量应保持较高水平。由于不同患者的基础营养状况差异较大，且部分患者合并其他疾病，如糖尿病、肝肾功能不全、痛风等，需综合患者血糖、肝肾功、营养状况等情况，适量增加能量摄入。

（二）能量供给分配比例

1. 碳水化合物　由于支气管扩张患者往往存在一定程度的通气功能障碍，因此支气管扩张患者的营养治疗不主张摄入过多的碳水化合物，尤其是对于存在二氧化碳潴留的患者，应限制其碳水化合物摄入总量（供能比例不宜超过50%）。

2. 脂肪　一般脂肪供能占总能量的20%~30%，有严重通气功能障碍和呼吸衰竭的患者可适当提高脂肪的摄入量。但脂肪的摄入需注意调整脂肪酸的构成，以防止高脂血症的发生，故供给脂肪时动物脂肪和植物脂肪以各占一半为宜。此外，在患者的高脂饮食中以中链脂肪酸（MCT）替代部分长链脂肪酸，不仅有利于患者消化吸收，且有利于正氮平衡的恢复。

3. 蛋白质　治疗开始时为了促进蛋白质合成，可给予优质蛋白质1.0~1.5g/（kg·d）。但由于蛋白质供能的氧热价（食物消耗1L氧气所产生的热量）较低，摄入过多蛋白质可能加重低氧血症及高碳酸血症，因此支气管扩张患者在保证适量蛋白质摄入的前提下应避免摄入过多蛋白质。

4. 各种矿物质和维生素的补充　支气管扩张患者往往伴随着各种维生素及矿物质的缺乏，如维生素C、维生素E、锌、铜、钾、钙、磷、镁等。这些物质参与机体的抗氧化，或者是一些酶的辅酶，缺乏时容易造成氧自由基对机体的损伤或影响各种物质的代谢。我们在第二章中已经提到低磷、低镁、低钙、低钾血症均可能进一步加重呼吸肌无力。我们在这里再次重申不应忽视这些矿物质和维生素的补充。

5. 植物化学物质　植物化学物质是植物中含有的、活跃且具有保健作用的物质。一般包括酚类、萜类、含硫化合物、植物多糖等。植物化学物质具有多种生理功能，主要表现在以下几个方面：抗氧化作用、调节免疫力、抗感染等。由于免疫缺陷或异常是支气管扩张的病因之一，而部分植物化学物质具有调节免疫力的生理功能，因此在这里我们特别列出部分富含植物化学物质的食物，支气管扩张患者可适量选择食用。

（1）植物多糖：在菌类与藻类（如口蘑、香菇、木耳、紫菜等）中含量较多，按来源可分为香菇多糖、银耳多糖、甘薯多糖、枸杞多糖等。

（2）酚类化合物（包括类黄酮）：在柑橘类、苹果、梨、红葡萄、樱桃等水果和胡萝卜、西红柿、芹菜、菠菜、西蓝花等蔬菜，以及谷物、豆类、茶叶、咖啡豆中含量较多。

（3）萜类化合物：主要存在于柑橘类水果和一些植物油、黄豆中。

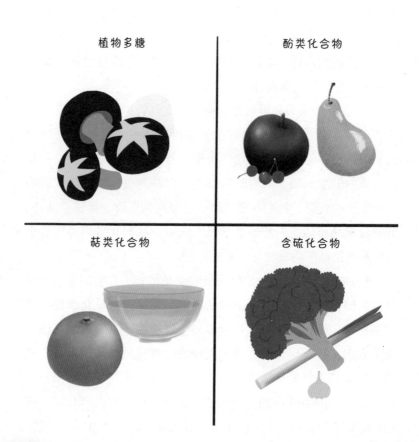

植物多糖　　　　　　酚类化合物

萜类化合物　　　　　含硫化合物

（4）含硫化合物：多存在于西蓝花、卷心菜、甘蓝等十字花科蔬菜和葱、蒜中。

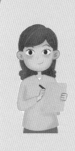
三 支气管扩张患者食谱示例

病情介绍：赵某，男性，60岁，支气管扩张、低蛋白血症患者，体重52kg，身高1.68m。自觉胃口尚可，但偏好主食及素菜，每餐主食进食量75~100g，各类素菜（包括叶菜、瓜类、豆制品等）200~250g，全天肉蛋类摄入不足50g。近半年体重下降5kg。

营养状况评估：患者BMI=52÷1.68^2=18.4kg/m^2，呈消瘦型营养不良。目前，每天能量摄入量1 200~1 600kcal，且膳食结构不均衡，优质蛋白质摄入量低（大豆蛋白质虽属于优质蛋白质，但摄入量不足，且来源过于单一，缺乏多样性），碳水化合物摄入量偏高。

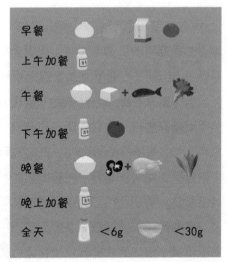

一日食谱

早餐				
上午加餐				
午餐	+鱼			
下午加餐				
晚餐	+			
晚上加餐				
全天	<6g		<30g	

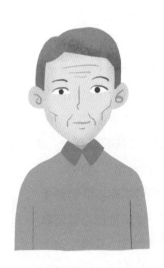

制定营养供给目标：结合患者目前营养状况及病情，我们将初始能量目标设定为35kcal/（kg·d）（即1 820kcal/d），蛋白质1.3g/（kg·d）（即67.6g/d）。

营养治疗：首先，我们需要优化患者的膳食结构，合理分配碳水化合物、蛋白质、脂肪的供能比例。然而，结合患者目前饮食习惯，想要完全通过天然饮食来增加优质蛋白质摄入存在一定的困难。因此，我们建议增加餐次，采用"3+3"饮食模式，在3餐之间增加高营养密度、体积小且能量–蛋白质配比适宜的营养素，以维持能量–蛋白质平衡（表6-1）。

表6-1　一日食谱示例

餐别	食物及建议摄入量
早餐	肉包1个，鸡蛋1个，低脂奶200～250ml，蔬菜100g
上午加餐	营养素150～200ml（提供能量150～200kcal，蛋白质8～10g）
午餐	米饭1碗（大米50g），豆腐鱼煲（鱼肉50g+北豆腐50g），清炒茼蒿（茼蒿200g）
下午加餐	营养素150～200ml（提供能量150～200kcal，蛋白质8～10g），水果200g
晚餐	米饭1碗（大米50g），香菇鸡肉（鸡肉50g+香菇25g），清炒油麦菜（油麦菜200g）
晚上加餐	营养素150～200ml（提供能量150～200kcal，蛋白质8～10g）
全天	烹调用盐不超过6g，油不超过30g

以上食谱中标注克数均指生重（去骨去皮）。如肉蛋类摄入达不到上述量，建议另外给予蛋白粉补充优质蛋白质。营养素种类及剂量需经营养（医）师综合评估病情后选择及调整。此外，可根据病情及相关指标适量给予矿物质及维生素的补充。

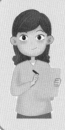

温馨提示

每个人的营养状况、饮食习惯及基础疾病等均存在一定差异性，膳食建议不可一概而论，有需要时不要忘记求助营养（医）师。

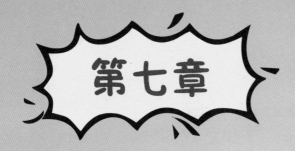

第七章

囊性纤维化患者的营养治疗

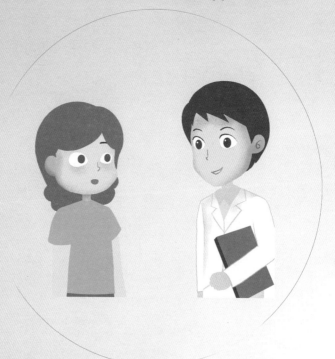

第一节　囊性纤维化与营养

 什么是囊性纤维化?

　　囊性纤维化是某些人从出生即带有的一种常染色体隐性遗传病。这种遗传性疾病可以使人体的外分泌腺产生厚重的黏液，从而堵塞各种器官腺体及管道，包括肺部、胰腺、肝脏、肠道和生殖道等。累及的部位不同，产生的临床症状不同。

　　肺部的稠厚黏液可造成囊性纤维化患者频繁发生肺部感染。随着时间推移，这些感染会损伤肺部。其他的呼吸系统并发症包括急慢性支气管炎、支气管扩张、肺不张和支气管周及肺实质瘢痕形成等，常发生气胸和咯血。

 囊性纤维化对消化系统有什么影响?

　　囊性纤维化对消化系统影响较大。

　　1. 新生儿可能发生粪性肠阻塞。

　　2. 85%～90%的囊性纤维化患者同时存在胰腺外分泌功能不全，黏液的产生造成胰腺分泌消化酶的量减少，而消化酶不足会导致患者出现消化不良和营养素吸收不良。此外，还会导致消化酶的活性降低，胆汁酸重吸收的减少导致脂肪吸收不良。

　　3. 儿童和成年人有时会发生远端小肠梗阻综合征，即反复小肠嵌塞。预防措施包括摄入足够的酶、液体、膳食纤维及进行正常体力活动。

4．小肠腔中过量黏液可能影响对营养素的吸收。胃肠道并发症包括排出大量恶臭粪便、肠绞痛和肠梗阻、直肠脱垂等。随着疾病进展，对胰腺内分泌功能的损伤会导致糖耐量下降，甚至发展为囊性纤维化相关糖尿病，需要采用胰酶替代疗法治疗。

 囊性纤维化与营养不良的关系？

囊性纤维化与患者矮小体形、低体重、低肌肉量及吸收不良都有关。超过35%的囊性纤维化患者存在不同程度的营养不良，其原因主要有以下几点。

1．食物摄入不足　呼吸困难、咳嗽及由咳嗽引发的呕吐、因反复感染而发生厌食、胃肠道不适、味觉嗅觉受损、进食过程中血氧饱和度下降等因素均可以导致能量摄入不足。

2．胃肠道功能障碍　囊性纤维化患者常并发不同程度的胃肠道功能障碍，导致食物摄入、消化、吸收障碍。

3．呼吸肌氧耗增加　肺囊性纤维化患者呼吸肌氧耗增加，摄取氧气和营养物质均不能满足人体需要，作为适应性反应，机体体重会减轻。

4．应激状态　炎症状态、发热、低氧血症等因素均可使机体处于高代谢状态，氧耗增加。

营养不良又会导致患者生长延迟、发育缓慢、吸收不良、免疫功能低下、肺部疾病增加，最终可能导致死亡。

第二节 营养治疗

 营养治疗的目标

囊性纤维化营养治疗的目标是：控制消化和吸收不良症状，提供充足营养素，促进最佳生长发育或保持正常体重指数，支持肺部功能以及预防营养不良。

 营养需求和健康人有什么不一样？

（一）能量

能量的摄入应比健康人增多。不同人的能量需求差异较大，即使对于同一个人，在整个病程中也可因性别、年龄、基础代谢率、体力活动情况、呼吸系统感染、肺部病变的严重程度以及吸收不良的严重程度而不同。我们建议增加能量摄入，但不鼓励减少活动量。

（二）蛋白质

考虑到存在吸收不良，饮食中蛋白质的量可适当增加。富含优质蛋白质的食物包括鸡蛋、牛奶、鱼肉、瘦肉、禽肉、大豆及豆制品等。

（三）脂肪

对脂肪不耐受的症状包括粪便量剧增、粪便中脂肪含量过高或腹痛，建议在您能够耐受的情况下摄入脂肪。膳食中的脂肪不仅能提供能量，还能提供必需脂肪酸及脂溶性维生素。此外，脂肪的摄入还能改善饮食的味道。对于存在必需脂肪酸缺乏高危因素的患者，应在饮食里的脂肪中加入富含必需脂肪酸的成分（如油菜籽、亚麻籽、大豆、玉米油或鱼肉）。

（四）碳水化合物

随着疾病的进展，碳水化合物的摄入量可能需要进行调整，乳糖不耐受可能会越来越明显，或出现胰腺内分泌功能受损。这些情况都需调整碳水化合物的摄入量。

（五）维生素

用胰酶替代疗法治疗的囊性纤维化患者能够吸收足够的水溶性维生素，在正常情况下，在日常膳食中添加与年龄相匹配的多种维生素及微量元素补充剂可基本满足需求，但要注意个体差异。

与此同时，即便补充了胰酶，脂溶性维生素仍然吸收不足。据报道，囊性纤维化患者肝脏贮存的维生素 A 增加但血清中维生素 A 的水平却下降，表明维生素 A 从肝脏向外迁移和运输的能力下降。维生素 D 代谢物水平的降低在囊性纤维化患者中同样可见，这可能是导致囊性纤维化患者人群发生骨质疏松的原因之一。维生素 E 水平低下与溶血性贫血和神经系统检测指标异常有关。囊性纤维化患者可因长期使用抗菌药物、肝脏受累以及吸收不良而出现维生素 K 的缺乏。因此维生素的补充需通过常规监测各种维生素在血清中的水平进行调整。

（六）矿物质

某些矿物质的摄入需特别注意，患囊性纤维化的婴幼儿和成年人因汗液中钠丢失过多，对钠的需求有所增加。钠摄入不足会导致嗜睡、呕吐和脱水。在某些特殊情况下，如发热、高温及大量体力消耗时应注意额外补充钠。其他矿物质并不需要常规补充，但对矿物质的水平需要按照每个患者的具体情况进行评估。骨质疏松开始于儿童期，需及时评估和报告。铁储备及镁的水平在囊性纤维化患者中有所下降。血浆锌的水平在中重度营养不良的患者中也可能下降。

囊性纤维化的临床表现复杂多样，每个患者营养需求的评估及营养治疗方案的制订需具体情况具体分析。如果需要个体化的营养治疗方案，建议您可以到营养科寻求营养（医）师的帮助。

 饮食方面要注意什么?

积极的营养补充治疗与增加体重、延缓肺功能恶化、降低呼吸系统感染发生率息息相关。建议您建立良好的饮食习惯，以配合对营养的额外需求。

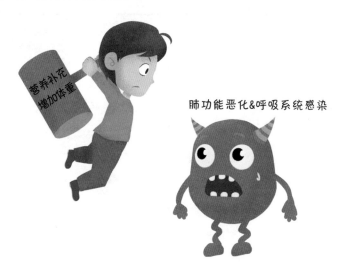

营养补充增加体重

肺功能恶化&呼吸系统感染

可通过以下方式增加进食量。

（1）规律的进餐时间。

（2）愉快的用餐氛围。

（3）增加每顿食物的分量。

（4）额外给予零食。

（5）选用高营养密度食物。

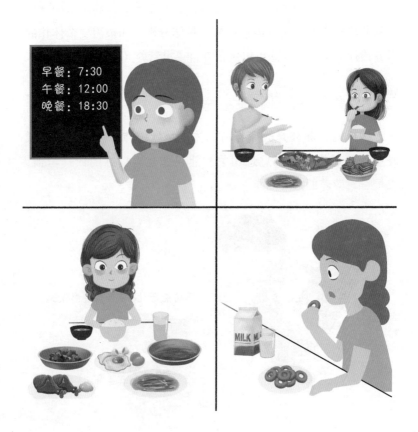

营养制剂同样有助于达到营养需求。

如果无法经口进食，建议与您的营养（医）师沟通是否需要通过管饲补充营养，即食物或特殊的营养素配方通过鼻胃管、胃管或空肠管连续不断地注入消化道内。可定期去营养科复诊评估营养状况，以便及时调整营养治疗方案。

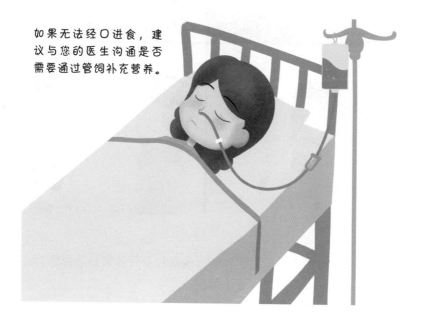

如果无法经口进食，建议与您的医生沟通是否需要通过管饲补充营养。

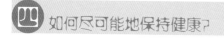 如何尽可能地保持健康？

您还可以采取一些措施尽可能保持健康。

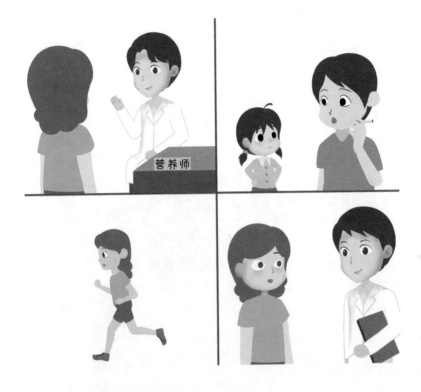

（1）充分增重：询问营养师哪些食物及营养素最适合您。

（2）不允许任何人在家里吸烟。

（3）确保规律锻炼。

（4）遵循有关治疗和就诊的全部医嘱。

为防止发生感染，您可以采取如下措施。

（1）经常清洗您的手部。

（2）遵循那些在医院或医生诊室等场合下可以起到保护作用的建议。例如，医护人员可能让您在医院戴上口罩以阻挡微生物。

（3）尽量不要接触或过于靠近其他囊性纤维化患者。患囊性纤维化的儿童和成人都可出现对其他此病患者来说特别危险的感染。他们可通过接触或距离较近而将这些感染传播给彼此。提醒您的家庭成员和朋友常洗手。

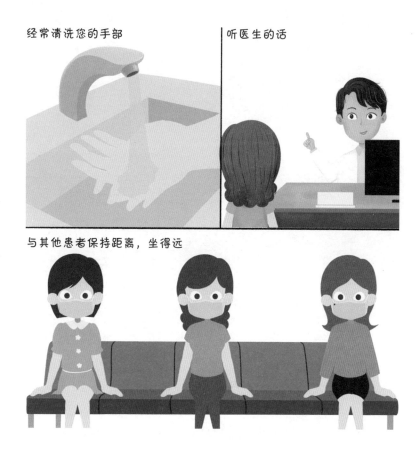

经常清洗您的手部

听医生的话

与其他患者保持距离，坐得远

您知道吗
1. 肺移植术前需要加强营养吗?
2. 肺功能太差,吃东西明显气促,吃不下怎么办?
3. 进行肺移植手术后的饮食有什么需要注意的地方吗?
4. 肺移植术后血糖很高,应该怎么吃?
5. 肺移植术后血钾为什么老是偏高,饮食要注意些什么吗?
如果您是一名肺移植的患者或其家人,想必您也会有以上类似的疑惑,那么请带着您的疑问和关注一起来读一下本章节的内容。

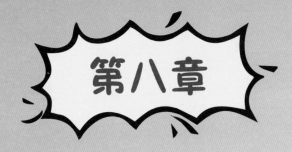

第八章

肺移植患者的营养治疗

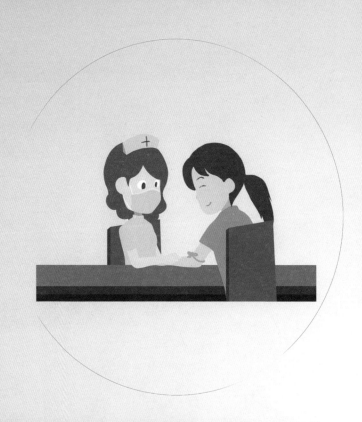

第一节　肺移植与营养

肺移植是一种治疗终末期肺病的手段，常见病因有慢性阻塞性肺疾病、肺囊性纤维化、肺间质纤维化以及原发性肺动脉高压等。据统计，全球每年有超过 13 000 例患者需要接受肺移植手术。

 肺移植患者的营养代谢特点

在等待肺移植的患者中，有接近50%存在着不同程度的营养不良，这与其原发疾病及其严重程度有关。例如，最常见的慢性阻塞性肺疾病患者，由于长期呼吸做功增加，能量需求较大，但同时因炎症影响存在食欲差且进食时气促加重，导致进

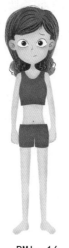 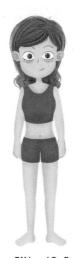 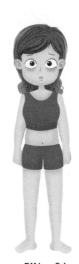

BMI：16　　　BMI：18.5　　　BMI：24

食量跟不上需要量，呈消瘦体型，体重尤其是瘦体组织丢失较严重，而瘦体组织的丢失又反过来影响呼吸肌的驱动，加重呼吸衰竭。而在等待肺移植的患者里面，还可见到一部分体型较为肥胖的患者，常见于肺动脉高压或肺间质纤维化的患者，肥胖也会增加呼吸肌氧耗量，导致呼吸做功增加，血氧含量下降，甚至会影响移植术后存活率。因此，建议将患者进行移植手术前的体重控制好，最好不低于理想体重的70%，也不要高于理想体重的130%。

第二节　营养治疗

 肺移植手术前的营养治疗原则

肺移植术前及术后的营养治疗侧重点会有所不同。在移植手术前，营养治疗的目的是通过饮食调整或营养补充使患者的体重在术前维持在理想范围内（BMI为17～27kg/m²）。如果患者在术前已存在营养不良或低蛋白血症，建议在调整饮食结构的基础上配合高能量高蛋白质型营养素口服补充，同时强化必需的各种水溶性维生素、脂溶性维生素、矿物质及水溶性膳食纤维等，必要时予以肠内营养治疗。如果患者在术前体型偏胖，BMI>29kg/m²，则建议适当控制总能量摄入，并且优化膳食结构，尽可能使患者的BMI在术前控制在正常范围。

 肺移植术后的营养治疗原则

由于手术创伤应激、免疫抑制剂的应用等，肺移植术后患者常常存在低蛋白血症，术后的营养治疗任务就更为重要了。术后早期给予营养治疗治疗能够减少感染和并发症的发生，促进术后早日康复。

肺移植术后24～48小时患者的肠道功能多可恢复，此时建议可给予经口进食流质饮食，逐渐过渡至半流质和软食，同时选用适合患者病情的营养素进行经口营养补充，如患者无法经口进食或经口进食难以达到肺移植术后营养需求，则建议尽快留置肠内喂养通道进行营养治疗，甚至必要时还可联合部分肠外营养治疗。

肺移植术后需要联合使用免疫抑制剂、激素等药物治疗，常常会合并低蛋白血症、高血糖、高血脂、高钾血症、低钙血症、低镁血症等，因此，对肺移植术后患者进行营养治疗时要注意如下几点。

1. 能量与蛋白质的供给量　能量建议为30～35kcal/（kg·d），蛋白质1.3～1.5g/（kg·d），如存在极低蛋白血症，甚至可增加至2.5g/（kg·d）。

2. 监测血糖　如合并高血糖，应注意限制单糖类的摄入，适当控制总能量避免过度喂养；调整膳食结构，指导患者及其家人糖尿病饮食注意事项，同时营养素需要调整为糖尿病专用配方。

温 馨 提 示

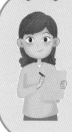

如果血糖偏高，尽量不要再喝汤以及瘦肉水哦！因为汤水不仅不会帮您补充营养，更是导致您血糖飙高的"罪魁祸首"！请谨记：营养还是在汤渣里，而不是在汤水里！

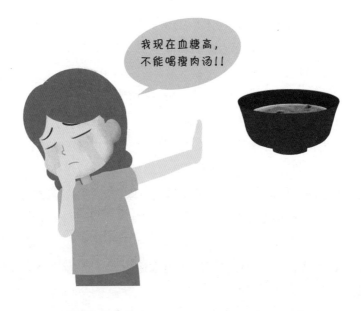

3. 监测肝肾功能　如肝功能或肾功能出现异常，需要根据具体情况调整营养供给目标，包括能量、蛋白质的供给量，以避免加重肝肾功能不全。

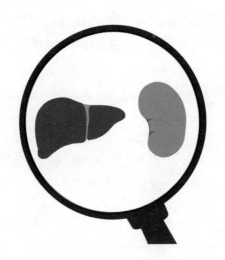

4．监测血脂　包括三酰甘油和胆固醇水平。

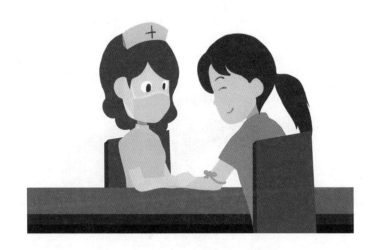

5．监测24小时的液体总出入量　入量包括24小时内的饮水量、食物中的含水量及输液量等；出量包括24小时内的尿量、粪便中的含水量及其他排出液体等。

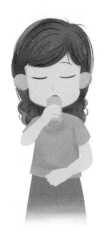

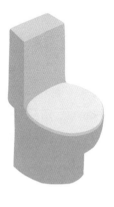

6. 监测血电解质水平　如果合并高钾、低钠、低镁、低钙等电解质紊乱，应及时予以纠正。

高钾血症的患者需要特别注意避免高钾蔬果

低钙血症患者需要注意补充富含钙和维生素 D 的食物及补充剂

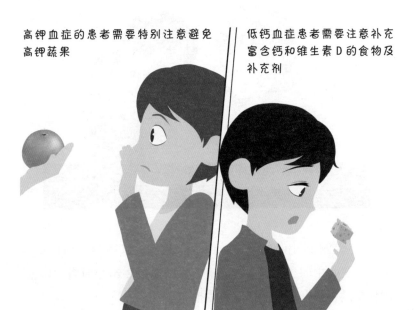

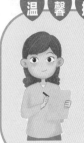

温馨提示

我们整理了一下高钾蔬果食物（表 8-1），请合并高钾血症的患者注意避免以下食物哦。

表8-1 常见高钾蔬菜与水果

种类	常见品种
富钾蔬菜	豆角、韭菜、菜心、芥菜、菠菜、娃娃菜、苋菜、莴笋、茼蒿、通心菜、芦笋、莲藕、马蹄、山药等
富钾水果	番石榴、桂圆、黄皮果、香蕉、芭蕉、红枣、杏、枇杷、葡萄、橙子、柑橘、草莓、西梅、猕猴桃、杨桃、柚子等

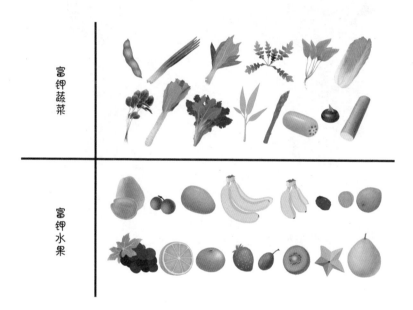

富钾蔬菜

富钾水果

7. 维生素及膳食纤维 需要针对患者具体进食情况考虑是否需要额外补充维生素；如出现便秘或腹泻的患者，需要强化水溶性膳食纤维的补充。

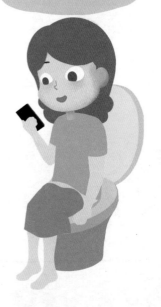

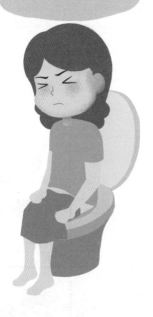

温馨提示

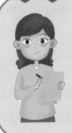

　　肺移植术后患者的并发症较多，营养代谢也较为复杂，建议向专业营养（医）师进行咨询后制订更适合您的个体化的营养治疗方案。

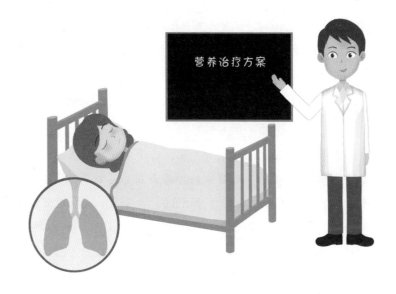

特别提醒：

（1）注意避免部分提高免疫力的食物：菌菇类食物在免疫调解方面的作用，与肺移植后免疫抑制的需要相矛盾，应避免食用。常见的有灵芝、冬菇、银耳、木耳等。

（2）注意避免干扰免疫抑制剂的食物：在服用免疫抑制剂期间应避免饮用西柚汁，勿进食柑橘类水果及其果汁，如柑橘、橙子、柚子等。西柚中富含的呋喃香豆素可抑制人体内分解药物的酶的活性，从而导致进入血液的药量倍增。药物学家指出，同服1片某些药物和1杯西柚汁，有时相当于服用20片这种药和1杯水，无意中加大了服药剂量，进而引发不良反应。

（3）注意食物安全：肺移植术后由于免疫抑制剂的使用，患者对各种致病微生物的抵抗力降低，因此，在移植术后早期，尤其是在4周内，应高度重视食品安全。食用符合食品安全标准的食物，所有食物要烧熟煮透，饭菜应现吃现做，做后尽快食用。餐前便后洗手，餐后漱口、刷牙，餐具彻底清洗、消毒并保洁存放。

（4）服用免疫抑制剂如他克莫司期间，请注意该药与进餐时间应间隔1小时或以上。

 三 肺移植术后营养案例分享

病情介绍：老张，男性，67岁，确诊为慢性阻塞性肺疾病20多年，肺功能极差，无糖尿病、高血压等基础疾病，1个月前行肺移植手术治疗，目前体重52kg，身高170cm。近日检查结果部分摘抄：总蛋白65g/L，清蛋白30g/L，血红蛋白102g/L，血钾4.0mmol/L，血钙2.0mmol/L，空腹血糖5.5mmol/L，餐后2小时血糖9.0～12.0mmol/L。目前正在予以免疫抑制剂他克莫司、激素以及胰岛素等治疗。

老张前一天24小时的进食情况如下：

早餐：肉末粥1碗（大米25g，瘦肉25g）+鸡蛋1个。

午餐：软饭半碗（大米50g）+莲藕炒肉片（瘦肉50g，莲藕100g）+蒜蓉炒菜心（菜心100g）。

晚餐：软饭半碗（大米50g）+冬菇蒸鸡（鸡肉50g，冬菇75g）+清炒油麦菜（油麦菜100g）+红萝卜龙骨汤1碗（红萝卜100g，龙骨200g）。

餐间未进食其他食物予以补充。

老张"吃够"了他的营养需求吗？让我们一起来算一算，看一看。

（1）计算能量及营养素的需要量：老张为肺移植术后1个月，但存在血糖偏高，建议营养供给目标应达到能量30kcal/（kg·d），蛋白质1.5g/（kg·d）。根据身高、体重计算老王目前 BMI=$52/1.70^2$=18.0kg/m^2，且血清蛋白偏低（30g/L），属于消瘦型营养不良，考虑能量及蛋白质摄入都偏低，同时从老张前一天的饮食粗略估算得出，他目前每天摄入能量1 000～1 200kcal，蛋白质35～40g，远低于他的营养需求，但我们考虑到老张的血糖问题，故暂将营养目标调整至能量30kcal/（kg·d）（即1 560kcal/d），蛋白质1.5g/（kg·d）（即78g/d）。

（2）根据肺移植术后营养治疗原则来点评老张目前饮食的几大误区：①关于菌菇类食物：由于菌菇类食物在免疫调解方面的作用，与移植后免疫抑制的需要相矛盾，应避免进食，如不要用冬菇来蒸鸡；②关于血糖偏高：应尽量向糖尿病饮食靠拢，建议用燕麦片、黑米、红米等粗粮来代替部分精制白米饭，尽量不要喝粥、不要喝汤；③关于蔬菜：特别注意一下莲藕、红萝卜这类淀粉含量较高的蔬菜，其实对血糖影响还是挺大的，建议尽量少吃。

于是，我们按老张的服药时间及饮食习惯为他制订了一个营养食谱范例（表8-2）。

表8-2 老张的一日食谱与服药示例

餐别/服药	食物及建议摄入量
早上6：00	他克莫司（服药前后应禁食禁水1小时）
早餐7：00	无糖燕麦片50g，鸡蛋1个，低脂牛奶200ml
午餐12：00	黑米饭大半碗（大米35g+黑米25g），黄瓜炒瘦肉（瘦肉50～75g+黄瓜100g），清炒菜心（菜心100g）
下午18：00	他克莫司（服药前后应禁食禁水1小时）
晚餐19：00	燕麦饭大半碗（大米35g+燕麦25g），姜葱鸡（鸡肉50～75g），炒油麦菜（油麦菜100g）

一日食谱与服药

早上6:00 他克莫司（服药前后应禁食禁水1小时）

早餐7:00 无糖燕麦片50g，鸡蛋1个，低脂牛奶200ml

午餐12:00 黑米饭大半碗（大米35g+黑米25g），黄瓜炒瘦肉（瘦肉50~75g+黄瓜100g），清炒菜心（菜心100g）

下午18:00 他克莫司（服药前后应禁食禁水1小时）

晚餐19:00 燕麦饭大半碗（大米35g+燕麦25g），姜葱鸡（鸡肉50~75g），炒油麦菜（油麦菜100g）

一日营养素补充

上午9:30 高蛋白质糖尿病型营养素150ml（提供能量150kcal，蛋白质8g）

下午15:00 高蛋白质糖尿病型营养素150ml（提供能量150kcal，蛋白质8g）

晚上20:30 高蛋白质糖尿病型营养素150ml（提供能量150kcal，蛋白质8g）

合计补充能量450kcal/d，蛋白质24g/d

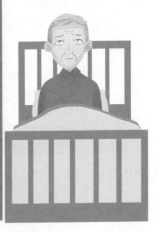

肺移植病房

（3）为保证老张的营养供给，我们建议在进食天然食物的基础上添加适合他的高蛋白质糖尿病型营养素，分别在上午、下午及晚上服用，以补充日常饮食的不足，同时避免血糖波动过高（表8-3）。

表8-3　老张的一日营养素补充示例

时间	营养素补充
上午9：30	高蛋白质糖尿病型营养素150ml（提供能量150kcal，蛋白质8g）
下午15：00	高蛋白质糖尿病型营养素150ml（提供能量150kcal，蛋白质8g）
晚上20：30	高蛋白质糖尿病型营养素150ml（提供能量150kcal，蛋白质8g）
合计	补充能量450kcal/d，蛋白质24g/d

当然，关于医学营养素的配方选择及具体剂量仍需要结合患者本人的血糖、肝肾功能以及消化情况等进行综合考虑，具体建议咨询您的专业营养（医）师。

本章要点：

读到这里，相信大家对肺移植术前、术后的营养相关知识已经有了一定的了解吧？那么，让我们一起来回答一下在本章开头提出的几个问题。

1. 肺移植术前需要加强营养吗？

答：这个问题得看患者在肺移植术前的营养状况而定。在等待肺移植的患者中，有接近一半的人存在着不同程度的营养不良，这与其原发疾病及其严重程度有关，如最常见的慢性阻塞性肺疾病患者，由于长期消耗较大，同时进食量跟不上需求量，导致瘦体组织丢失严重，体型消瘦。因此，建议在术前进行营养治疗。而对于一部分体型较为正常或肥胖的患者（常见于肺动脉高压或肺间质纤维化的患者），则无需特别的营养治疗，但建议进行饮食干预使得患者的体重不要大于理想体重的130%。

2. 肺功能太差，吃东西明显气促，吃不下怎么办？

答：气促影响进食？请勿紧张，我们给您支招：首先，可以把食物形式调整为软食甚至半流质，如软饭、碎面条、蒸蛋羹、肉饼甚至肉末粥等，这样可以减少您咀嚼时的难度，自然可以每餐吃多两口了。

此外，我们建议您使用高蛋白质型的营养素来补足您长期欠下的营养负债，每次1小杯，每天2~3次，这样既补充了您的营养，喝起来也不会明显加重气促，这不是一举两得吗？

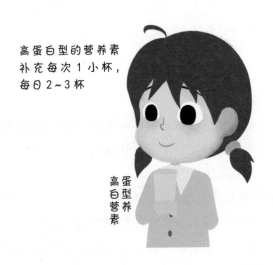

高蛋白型的营养素
补充每次1小杯，
每日2~3杯

蛋白高型营养素

3. 进行了肺移植术后的饮食有什么需要注意的地方吗？

答：进行了肺移植手术后，在饮食上还是有很多需要特别注意的地方，尤其是在术后1个月内，要特别注意以下几点：①避免部分增强免疫力的食物。由于菌菇类食物在免疫调解方面的作用，与移植后免疫抑制的需要相矛盾，应避免食用。常见的有灵芝、冬菇、银耳、木耳等；②注意避免干扰免疫抑制剂的食物。在服用免疫抑制剂期间勿进食柑橘类水果及其果汁，如柑橘、橙子、柚子等，避免无意中加大了服药剂量，进而引发不良反应；③注意食品安全。由于免疫抑制剂的使用，患者对各种致病微生物的抵抗力降低，因此，在肺移植术后早期，尤其是在4周内，应高度重视食品安全。食用符合食品安全标准的食物，所有食物要烧熟煮透、现吃现做并且尽快食用。餐前便后洗手，餐后漱口、刷牙，餐具彻底清洗、消毒并保洁存放；④服用免疫抑制剂如他克莫司期间，请注意服药时间与进餐时间应间隔1小时或以上。

避免部分增强免疫力的食物

注意避免干扰免疫抑制剂的食物

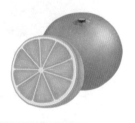

注意食品安全

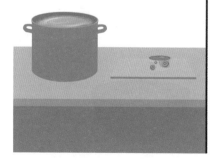

服用免疫抑制剂如他克莫司期间，请注意服药时间与进餐时间应间隔 1 小时或以上

4. 肺移植术后血糖很高怎么吃？

答：肺移植术后由于手术应激、激素的应用等，血糖偏高的确是很常见的问题。建议若患者胃口尚可，无腹胀等不适，就尽量采用低糖高膳食纤维的糖尿病饮食，适当多吃粗粮，避免煲汤、瘦肉水、粥、汤粉、面条等高血糖生成指数（GI值）的食物，进餐时可尝试先吃点青菜等低GI食物，再进食荤菜及米饭。特别提醒的是，如果患者的血糖较难控制平稳，建议此阶段内暂时不吃水果。

先吃点青菜等低 GI 食物

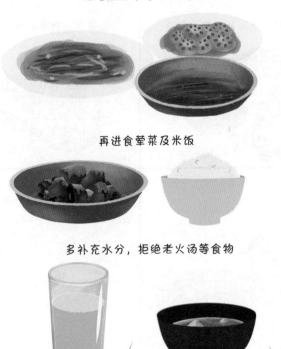

再进食荤菜及米饭

多补充水分，拒绝老火汤等食物

5. 肺移植术后血钾为什么老是偏高，饮食要注意些什么吗？

答：肺移植术后，由于免疫抑制剂等药物的应用，有些患者甚至合并肾功能不全，因此，高钾血症也不少见。在饮食上要尽量避免富含钾离子的各种食物（很多蔬菜水果都富含钾离子，要特别注意其含钾量），多选择低钾的食物，并且定期复查血钾水平进行相关调整。

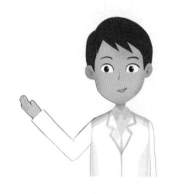

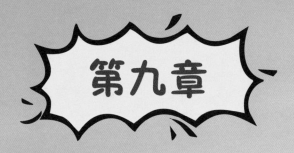

第九章

急性呼吸窘迫综合征患者的营养治疗

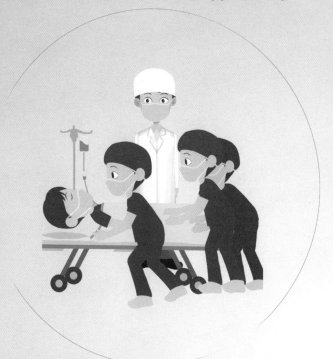

第一节 急性呼吸窘迫综合征与营养

 什么是急性呼吸窘迫综合征?

急性呼吸窘迫综合征（acute respiratory distress syndrome, ARDS）是指多种原发疾病在病程中发生的急性、进行性缺氧性呼吸衰竭。肺是呼吸的器官，即氧气与二氧化碳交换的场所，当肺里面蓄积了液体，氧气无法顺利进入血液，使得体内其他器官无法获得充足的氧气，从而引发各种问题。

导致ARDS最常见的原因有严重感染、呕吐物吸入肺部、肺部感染（肺炎）、休克、创伤等。ARDS并不是一个独立的疾病，往往是多脏器功能不全或多脏器功能衰竭的肺部表现。

ARDS的常见症状包括呼吸困难、呼吸远快于平常、指尖和嘴唇略呈蓝色。根据发生急性呼吸窘迫综合征的具体原因可能还会出现其他症状，如肺部感染会导致发热和咳嗽等。

如果怀疑发生ARDS，医生可以对患者进行体格检查和胸部X线检查，还可进行肺部CT扫描。

 急性呼吸窘迫综合征如何治疗?

ARDS在医院里通常是在重症监护病房（ICU）中进行治疗，呼吸非常困难的患者通常需要使用呼吸机，需要安置导管，会影响患者进食、说活，患者一旦恢复自主呼吸，医生便可以取出该导管。如果ARDS是由可治疗的其他疾病引起，医生还会针对病因进行治疗，如可能使用抗生素或其他药物治疗肺部感染等。

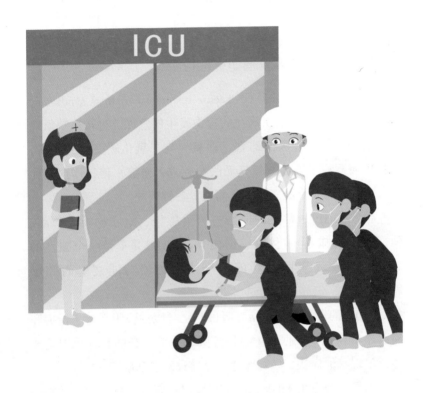

判断患者是否能脱离氧疗或机械通气的关键因素是呼吸肌无力的程度及二氧化碳潴留（潴留：指气体和液体在体内不正常地聚集停留）的程度。呼吸肌无力越严重，或二氧化碳潴留程度越高，患者脱离氧疗或机械通气就越困难。

 ARDS与营养不良的关系

ARDS患者的营养障碍问题十分普遍而且突出。如果发生营养不良，呼吸肌的强度和持久力都会明显下降，呼吸功能减退，肺泡通气功能下降，二氧化碳潴留。

持续和严重的呼吸肌肌肉组织的分解代谢会导致肌肉恶病质的发生。营养不良不仅可引起全身水肿，还可导致肺间隙水肿和低蛋白血症，进一步加重肺水肿，加重呼吸功能的损害。

此外，营养不良可使呼吸系统上皮及肺防御系统的完整性及功能受到损害，还使得肺泡表面活性物质的合成和分泌降低，从而导致肺泡塌陷，并影响肺的呼吸功能。营养不良同样可影响ARDS患者的炎症过程。可能引起过度的炎性反应和炎性反应失衡。

合理的营养治疗有利于肺组织的修复，可增强机体免疫力，减少呼吸肌疲劳的发生；合理的营养成分还可减少呼吸负担。

机械通气对营养有什么影响？

机械通气患者往往处于高代谢状态。高代谢状态通常在应激后立即出现，3～5天达到高峰，7天后逐渐消退。伴随着高代谢状态，机体能量消耗加大，蛋白质代谢、糖代谢及脂肪代谢均发生较大变化。

应激状态可导致组织细胞对葡萄糖的利用能力降低，加上患者在治疗过程中葡萄糖供应量非常大，可引起显著而顽固的高血糖，不但使其肝、肾等器官代谢负担显著加重，而且对于各种获得性感染的罹患危险大大增加。

另外，当患者处于营养不良状态时，机体靠分解蛋白质来提供能量，就会导致呼吸肌肌力和功能的下降；当呼吸肌做功的能力减退时，就容易出现呼吸肌无力，就会增加患者对呼吸机的依赖性；当患者营养不良时，机体抵抗力也会降低，很容易发生感染。

因此要积极补充营养，以维持呼吸肌的正常功能。对于接受机械通气治疗的危重患者，合理而有效的营养治疗至关重要。

第二节　营养治疗

 营养治疗的目标

ARDS营养治疗的目标是防止营养不良的发生或及时纠正营养不良状态，补充过度分解代谢的消耗，防止负氮平衡，通过营养治疗使蛋白质代谢和能量取得平衡，以减少并发症和缩短病程，提高抢救成功率。

 ARDS患者如何进行营养治疗?

在对患者进行营养治疗前首先对患者的疾病性质、能量摄入情况、相关的指标测量情况及其他的营养评价指标给予一个全面综合的分析和评价，之后再决定患者是否进行各种营养治疗。

为机体提供适宜的能量，要掌握适度的原则，故在通气储备功能较差的患者补充营养时，应注意通气负荷情况。通常情况下，在急性应激期营养治疗的能量目标为每天20～30kcal/kg，而在应激与代谢状态稳定后能量供给量可适当增加到30～40kcal/kg。

过多的蛋白质摄入会使呼吸中枢的通气驱动作用增强，每分通气量增大，增加呼吸负荷，不利于患者恢复。ASPEN推荐蛋白质供给量为 1.5 ~ 2.0g/（kg·d）。

过多的脂肪摄入则不仅可造成肺通气/血流失调，导致动脉血氧饱和度和二氧化碳弥散能力降低，而且严重者还可以导致肝功能损害或脂肪肝。控制糖脂比有利于降低通气负担，减少二氧化碳的生成。

临床观察发现，营养不良患者发生撤机困难的主要原因是呼吸肌无力，营养治疗能减轻或纠正呼吸肌疲劳或无力，显著提高撤机成功率。反之，不适当的营养治疗则影响患者的撤机。如果供给过多的糖类，体内二氧化碳产生过多，患者本身肺功能低下，肺泡通气量增加受限，易出现或加重高碳酸血症。对这些患者，可降低每天提供的糖类含量，以达到降低二氧化碳生成进而成功撤机的目的。

ARDS 治疗过程中大量含磷的 ATP 被消耗、各种离子摄入不足消耗增加，患者容易出现低磷、低镁及铁锌硒等微量营养素缺乏。应及时监控血液中维生素及电解质水平，按需补充维生素及微量元素。

 不能正常经口进食者如何选择营养治疗途径？

插管患者通常需要肠内营养管饲或肠外营养治疗。一般而言，如果没有特殊禁忌情况，营养治疗途径首选肠内营养。因为，肠内营养不仅更符合生理，经胃肠道喂养还可以保护肠道黏膜屏障，减少肠道细菌移位，有助于减少呼吸机相关性肺炎的发生。胃肠道营养可以通过放置胃管或鼻空肠管进行。

研究发现，机械通气的 ARDS 患者胃肠道动力下降或胃瘫的发病率较高，不仅难以耐受肠内营养，而且容易出现胃潴留及胃肠道反流，存在较高的吸入性肺炎的危险。此外，机械通气的ARDS患者容易发生应激性胃肠道黏膜损害及消化道出血，这也使得肠内营养在此类患者中难以实施。

尽管机械通气的ARDS患者在实施肠内营养时可能会遇到许多困难，而且容易引起多种并发症，对他们来说尽早实施营养治疗也可降低机械通气时间，缩短ICU住院时间。如患者肠道功能允许，应尽早给予肠内营养，并采取充分的措施避免反流和误吸，特别是糖类补充过多将导致二氧化碳产生过多，加重患者的呼吸负荷。应根据患者的情况考虑是否需要联合肠外营养治疗。

如何选择肠内营养制剂?

ARDS早期，患者常有肺水肿，选择高能量密度制剂可限制水分的过度摄入。在ARDS后期，肺水肿消退，则选择标准浓度的营养制剂为佳。

近年来研究显示，富含ω-3脂肪酸的鱼油，可有效抑制局部肺组织炎症介质的释放，改善肺功能及预后。另有研究表明，ARDS患者的营养治疗中应用肠内营养并联合应用二十碳五烯酸（EPA）、γ-亚麻酸及一些抗氧化物质，可以提高体内的抗氧化水平，防止脂质过氧化损害，减少支气管及肺泡灌洗液中中性粒细胞数量，降低肺泡的通透性，改善气体交换功能，缩短机械通气时间和ICU住院时间，减少进一步的器官功能损害。有Meta分析显示，免疫强化肠内营养制剂在一定程度上可降低围手术期患者的感染并发症，缩短机械通气时间和住院时间，但对死亡率无影响。

另外，一些特殊营养素如谷氨酰胺在ARDS患者的营养治疗中也起着重要的作用。研究表明，谷氨酰胺可以增强抗氧化能力，维持肠道黏膜屏障的功能，增强机体免疫力，调节机体酸碱平衡，维持正氮平衡。

呼吸衰竭患者营养治疗时补充磷制剂也非常重要。正常的膈肌收缩有赖于足够量的磷，因此对于肺部疾病或急性呼吸衰竭患者要特别注意体内磷的平衡状态。合并低磷血症的危重患者的住院时间与机械通气时间均明显延长。

五 如何降低机械通气患者吸入性肺炎或院内感染性肺炎的发病率？

为了降低机械通气患者吸入性肺炎或院内感染性肺炎的发病率，临床通常采取以下措施。

1. 输注营养液时床头始终抬高 30°~45°。

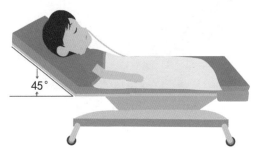

2. 采用喂养泵等工具经胃管持续滴入或泵入，尽量避免用注射器推注喂养。

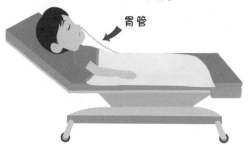

3. 严格控制胃内容物，若胃内容物潴留量＞100ml 则暂停肠内营养。

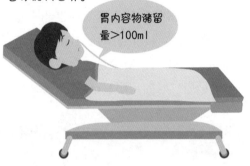

4. 对易引起吸入性肺炎的高危患者应采用幽门后途径进行喂养。

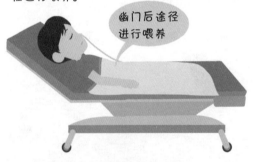

5. 经常监测气管内分泌物是否含有肠内营养液成分。

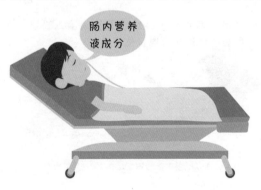

如果采用的是鼻空肠管，由于营养液经十二指肠肠管直接接入空肠，故吸入性肺炎的发病率相对较低，但该管放置较为困难，位置不好判断，应用床旁X线机进行透视或经胃管引导放置，能增加放置的成功率。另外，现在临床上亦多用胃造口及空肠造口等方式进行肠内营养。另外，还可以辅以胃肠促动药、益生菌制剂等。

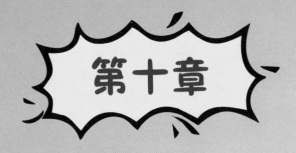

第十章

慢性呼吸衰竭患者的营养治疗

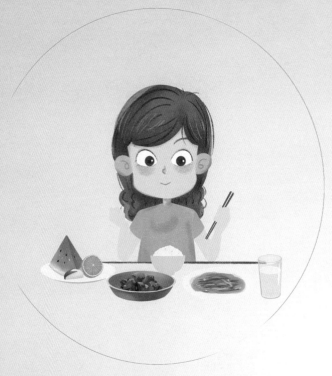

第一节　慢性呼吸衰竭与营养

 什么是慢性呼吸衰竭?

呼吸衰竭是指各种原因引起的肺通气和/或换气功能严重障碍，以致在静息状态下也不能维持足够的气体交换。创伤、手术或药物都可能引起呼吸衰竭的发生。呼吸衰竭按病程可分为急性呼吸衰竭和慢性呼吸衰竭。慢性呼吸衰竭往往是在原有肺部疾病基础上发生的，如慢性阻塞性肺疾病、重症肺结核、肺间质性纤维化、尘肺、胸廓病变和胸部手术等，最常见的病因是慢性阻塞性肺疾病。

 慢性呼吸衰竭如何治疗?

无论什么原因导致的慢性呼吸衰竭，患者最终都需要依靠鼻导管或机械通气给予氧气治疗。能否使患者脱离氧疗或机械通气的关键因素是呼吸肌无力的程度及二氧化碳潴留的程度。呼吸肌无力越严重，或二氧化碳潴留程度越高，患者脱离氧疗或机械通气就越困难。

 慢性呼吸衰竭与营养不良的关系

慢性呼吸衰竭患者常合并营养不良，主要是因为能量摄入不足以及消耗增多所致。营养不良可严重影响机体的免疫、呼吸肌的修复。

慢性呼吸衰竭导致营养不良主要有以下原因。

1. 呼吸耗能增加，以及缺氧、焦虑、恐惧等因素引起的机体内分泌紊乱使患者处于严重的应激及高代谢状态，使得呼吸衰竭伴营养不良患者的能量消耗显著增加。

2. 呼吸衰竭患者常伴有心肺功能不全及进食活动受限，导致患者营养物质摄入减少。

3. 呼吸衰竭时伴有低氧血症和/或高碳酸血症，常导致电解质紊乱和消化功能紊乱，使营养物质的消化吸收及氧化利用均受到影响。

4. 呼吸衰竭患者的常用药物如氢化可的松等将影响患者机体的代谢状态，茶碱类药物对胃肠道有刺激作用，而抗生素的长期使用易导致菌群失调，这些药物均会影响患者对营养素的吸收和利用。

第二节　营养治疗

营养治疗的目标

呼吸衰竭患者营养治疗的目标是满足患者对营养的基本需求，保持去脂体重，恢复呼吸肌的数量和强度，维持体液平衡，提高对感染的抵抗力，以及在不超出呼吸系统清除二氧化碳的能力范围内提供足够的能量，使患者及早脱离氧疗和机械通气。

慢性呼吸衰竭患者的营养需求变化

慢性呼吸衰竭患者的营养需求差别很大，主要取决于肺部基础病变进程、既往营养状况以及患者的年龄。这类患者可出现高分解状态或代谢亢进。

（一）能量

呼吸衰竭患者因处于高分解和代谢亢进状态，对能量的需求增加，为防止机体动用自身的蛋白质和脂肪储备，需要为他们提供足够的能量。患者对能量的需求常有波动，因此最好对他们实行持续评估。过度营养对这类人群尤其有害，公认的原则是提供充足而非过量的能量。稳定期的患者可以按 $30 \sim 35kcal/(kg \cdot d)$ 计算，急性应激期为 $20 \sim 30kcal/(kg \cdot d)$。在营养治疗过程中，应适当增加脂肪的比例，尽量减少碳水化合物的供给量。

（二）蛋白质

指南推荐蛋白质摄入量为 $1.0 \sim 1.8g/(kg \cdot d)$。呼吸衰竭患者处于负氮平衡，适当增加蛋白质的摄入有助于恢复氮平衡，但过量的蛋白质摄入会加重低氧血症及高碳酸血症，从而增加每分通气量及氧的消耗。产生同等能量时，蛋白质代谢需要的水是糖和脂肪的7倍。而在呼吸衰竭急性期或伴有感染时常存在体液潴留，应注意液体摄入量的控制，防止加重肺水肿。蛋白质摄入过多还将导致尿钙增多，造成钙需要量增加和体液失衡。

（三）脂肪

提供同等能量时，适当增加脂肪供能比例可以减少二氧化碳的产生，对呼吸衰竭患者有利，尤其是存在高碳酸血症及通气受限的患者。摄入高脂肪膳食时应注意调整饱和脂肪酸和不饱和脂肪酸的构成，以防止高脂血症的发生或网状上皮系统的损害。在患者的高脂饮食中可以中链脂肪酸（MCT）替代部分长链脂肪酸，既有利于消化吸收，也有利于正氮平衡的恢复。

（四）碳水化合物

对有严重通气功能障碍的患者，特别是伴有高碳酸血症或准备撤呼吸机的患者，碳水化合物供能比例控制在50%，过高的碳水化合物的摄入将引起二氧化碳蓄积，不利于患者撤机和降低血碳酸水平。碳水化合物能促进血氨基酸进入肌肉组织，并在肌肉内合成蛋白质，过分限制碳水化合物饮食则可能引起酮症，导致组织蛋白质的过度分解以及体液和电解质的丢失。

（五）维生素及矿物质

维生素及矿物质的摄入对机体合成代谢、伤口愈合及免疫功能是必需的，具备抗氧化功能的维生素及微量元素的摄入量更需要增加。呼吸衰竭患者常存在各种维生素及矿物质的缺乏。维生素缺乏时会造成氧自由基对机体的损伤及影响各种物质的能量代谢，进一步加重呼吸肌无力。呼吸衰竭患者容易发生体液失衡、呼吸性酸中毒或碱中毒，以及药物治疗的不良反应可能导致钾、钙和镁从尿中丢失。因此，在呼吸衰竭患者营养治疗时应注意各种维生素及矿物质的补充，应达到推荐摄入量的供给标准。

1. 计划膳食构成及食材选择时应综合考虑患者的营养需求、喜好及生活习惯。

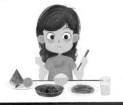

2. 大部分未经插管或已行气管切开术的患者能够通过经口饮食满足自身对营养的全部或大部分需要。

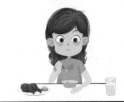

3. 减少食物体积及增加患者喜爱的食物能够改善经口进食。

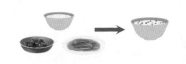

4. 为保证持续摄入适当的能量及适宜比例的蛋白质、脂肪及碳水化合物，应对饮食情况进行定期监测。

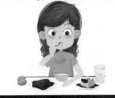

5. 供给足够的氧对食物的消化、吸收很关键。供氧不足的患者常会发生厌食、易饱、进食后不适、腹胀、便秘或腹泻等现象。

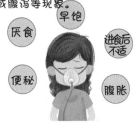

6. 如天然食物摄入不足，可以借助营养素满足营养需求。

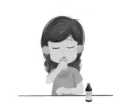

　　每个患者营养需求的评估及营养治疗方案的制订应具体情况具体分析，如果需要个体化的营养治疗方案，建议您可以到营养科寻求营养（医）师的帮助。

您知道吗

1. 为什么会得肺癌？

2. 饮食与肺癌的关系如何？

3. 肺癌患者应该如何做好体重管理及生活方式调整？

如果您是一名肺部肿瘤患者或其家人，想必您也会有以上类似的疑惑，那么请带着您的疑问和关注一起来读一下本章节的内容。

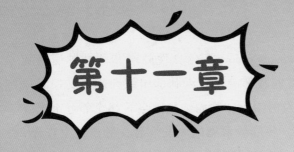

肺部肿瘤患者的营养治疗

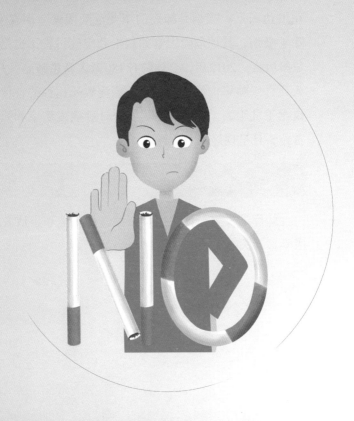

第一节 肺部肿瘤与营养

肺部肿瘤（tumors of lung）分良性肿瘤和恶性肿瘤（肺癌）。肺癌是恶性的肺部肿瘤，因肺部组织细胞不受控制地生长所致。如不及时治疗，肿瘤细胞则会转移至邻近组织或身体的其他地方。肺部最常见的原发性恶性肿瘤是上皮癌，可粗分为小细胞肺癌（SCLC）和非小细胞肺癌（NSCLC）。肺癌最常见的症状有咳嗽（包括咯血）、体重减轻、气短和胸痛。

肺癌在全世界范围内是发生率最高、地域分布最广的肿瘤。在发达国家，吸烟是肺癌的主要危险因素。而在发展中国家，除了吸烟，其他危险因素如烟尘和空气污染，也是极为重要的危险因素。2012年，全球约有180万人新患肺癌，并导致160万人死亡。肺癌位居全世界男性癌症致死病种的首位，在女性则仅次于乳腺癌。在我国，男女合计肺癌发病率和死亡率均位居首位，且呈现逐年上升趋势。

一、为什么会得肺癌？

肺癌的发生与许多因素有关，如环境和生活方式等，其中吸烟最为关键。

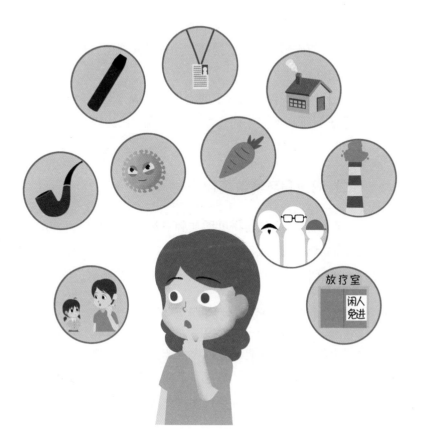

（一）吸烟

　　连续40年每天1包烟（20支）且尚未戒烟的人，发生肺癌的风险约是从不吸烟者的20倍。戒烟后发生肺癌的风险有所降低，但依然比从未吸烟者高。因此，最重要的预防措施是不要吸烟和劝导吸烟者戒烟。在考虑到吸烟与肺癌的关系时，还需要注意以下事项。

1．二手烟也是肺癌的重要原因。

2．吸雪茄或用烟斗吸烟同样会增加肺癌风险，但可能比吸香烟的风险低。

3．电子烟是将含有尼古丁的液体加热成为蒸汽，供使用者吸入。电子烟对肺癌发生的影响尚不明确，因为很多吸电子烟的患者同时也吸香烟。

（二）职业和环境致癌物

很多职业和环境致癌物可增加肺癌风险，最广为人知的是石棉和氡。其他与肺癌相关的暴露物包括砷、二氯甲醚、铬、甲醛、电离辐射、镍、多环芳烃类、硬金属粉尘和氯乙烯。

（三）做饭和取暖产生的烟雾

世界上很多地区普遍在室内燃烧未加工的生物质燃料（木材或煤块）来做饭和取暖，造成了严重污染。此类情况在我国北方尤为严重。这类污染可导致多种呼吸道问题，包括肺癌的发生率增加。

（四）空气污染和内燃机车废气

多项研究证实，长期暴露于污染的空气和内燃机废气中可增加肺癌风险。

（五）放疗

因其他恶性肿瘤接受放疗可能会增加第二原发肺癌的风险，这在吸烟者中似乎最明显。

（六）慢性阻塞性肺疾病

慢性阻塞性肺疾病主要由吸烟引起。然而，除却吸烟，慢性阻塞性肺疾病发生过程中的炎症和瘢痕也是肺癌发生的高危因素。

饮食与肺癌的关系

（一）蔬菜、水果

世界癌症研究基金会/美国癌症研究所（WCRF/AICR）发布的《食物、营养、运动与癌症预防》报告中指出，目前只有有限的证据认为蔬菜的摄入量与肺癌呈负相关，而水果的摄入量与降低肺癌发生的风险之间的关系不明确。也就是说，多吃蔬菜、水果并不能很好地预防肺癌。尽管如此，我们依然建议应摄入丰富的蔬菜和水果，尤其是十字花科类的蔬菜。

（二）红肉及加工肉制品

目前，流行病学研究提出，几种癌症风险的小幅提升可能与大量食用红肉或加工肉制品有关。尽管这些风险很小，但可能对公众健康非常重要，这其中就包括肺癌。这里所说的红肉是指所有哺乳动物的肌肉，包括牛肉、猪肉、羊肉和马肉；加工肉制品则包括火腿、培根、腊肠等。因此，减少红肉及熏烤类、腌制肉类等加工肉制品的摄入，有助于预防肺癌的发生。

（三）维生素补充剂

目前已经明确的是，额外补充β-胡萝卜素会增加吸烟人群患肺癌的风险，但是对于其他维生素补充剂，还没有一致的结论。

（四）饮用水

世界癌症研究基金会/美国癌症研究所发布的《食物、营养、运动与癌症预防》的报告中明确指出，饮用水中的砷过量会引起肺癌的发生增加。因此，我们建议饮用清洁的饮用水。

第二节　营养治疗

肺癌患者应该如何做好体重管理及生活方式调整？我们建议可以从以下几方面采取积极的措施。

（一）保持健康的体重

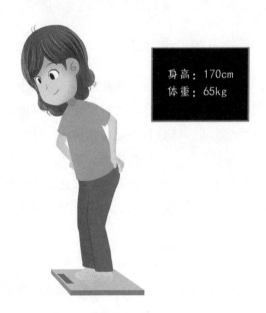

身高：170cm
体重：65kg

很多数据均显示，良好的体重可以改善肺癌患者的预后。因此，太胖或太瘦都会影响患者的预后及生存质量。对于肿瘤患者来说，由于疾病的影响，常常处于营养不良的状态。体型消瘦，尤其是出现恶病质之后，更是严重影响患者的预后。任何肿瘤患者，治疗前体重下降明显的话，其生存时间相对都会更短。肺癌患者发生体重下降的风险为50%。所以，为了降低肺癌复发的风险和改善预后，患者应尽量维持体重在理想范围。

$$理想体重（kg）=身高（cm）-105$$

也就是说，如果一个身高170cm的肺癌患者，应该使体重保持在65kg左右或略微再重些。

（二）戒烟

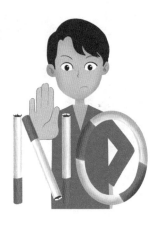

确诊肺癌后继续吸烟的患者更可能发生第二原发癌，且癌

症和非癌症相关死亡率更高。继续吸烟的患者第二原发癌的发生率和肿瘤复发率分别是非吸烟者的2.3倍和1.9倍。继续吸烟者总体死亡率是非吸烟者的2.9倍。与持续吸烟者相比,在诊断肺癌时就戒烟的患者其生存质量会得到一定程度的改善。

尽管已知吸烟的健康风险,在肺癌生存者中,吸烟仍很流行。根据一项大型人群调查结果,39%的肺癌患者诊断时吸烟,14%的患者确诊后5个月时仍在吸烟。所以,患者应该努力使自己长期戒烟。如难以实现时,可求助于呼吸科的戒烟门诊。

所以,一定不要吸烟!一定不要吸烟!一定不要吸烟!

(三)适量饮酒

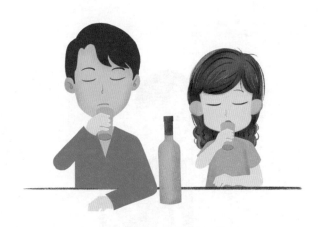

建议最好不喝酒,一定要喝的话,男性每天不超过2份,女性每天不超过1份(每份含10~15g乙醇)。1份酒的量大约是啤酒250ml,葡萄酒100ml,白酒25ml。

（四）合理膳食

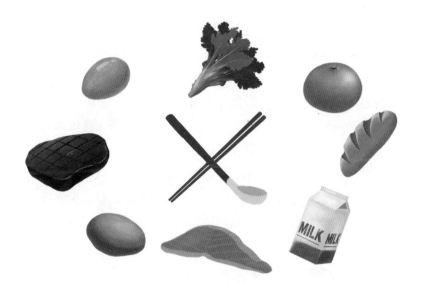

营养不良贯穿于恶性肿瘤发生、发展的整个病程。肺癌患者的营养不良发生率约为46%，其影响因素众多，如肿瘤本身对食管造成压迫从而影响进食或者产生厌食；肺癌产生的一些细胞因子，通过干扰细胞代谢从而引起营养不良；化疗过程中恶心、呕吐、腹泻、味觉改变、食欲减退以及厌食甚至肝损伤均会影响营养物质的摄入；放疗后易引起放射性食管炎，导致食管出现炎症性改变，摄入、吸收减少，使营养状况恶化等。

营养不良严重危害患者的治疗反应、生存时间、生存质量，还会造成巨大的社会经济损失和医疗资源浪费，因此应该高度重视肺癌患者的营养不良。

中国抗癌协会与世界癌症研究基金会在《食物、营养与癌症预防》报告（中文版），从膳食的各个方面对预防癌症提出了以下建议。

1. 多吃蔬菜和水果　每天吃多种蔬菜和水果，建议日均摄入量400～800g，绿色蔬菜、胡萝卜、土豆和柑橘类水果防癌作用最强。每天5种以上果蔬，常年坚持，才有防癌作用。《中国居民膳食指南（2016）》建议：餐餐有蔬菜，保证每天摄入300～500g蔬菜，深色蔬菜应占1/2。天天吃水果，保证每天摄入200～350g新鲜水果，果汁不能代替鲜果。

2. 淀粉摄入　每天摄入的淀粉类食物应达到600～800g，如各种谷物、豆类、植物根茎，加工程度越低越好。少吃添加糖，提供的能量应限制在总能量的10%以内；《中国居民膳食指南（2016）》建议：每天摄入谷薯类食物250～400g，其中全谷物和杂豆类50～150g，薯类50～100g。食物多样、谷类为主是平衡膳食模式的重要特征。控制添加糖的摄入量，每天摄入不超过50g，最好控制在25g以下。

3. 肉类食品　红肉（指牛、羊、猪肉及其制品）的摄入量应低于总能量的10%，每天应不超过90g，最好选择鱼、禽类或非家养动物的肉类为好；《中国居民膳食指南（2016）》建议：鱼、禽、蛋和瘦肉摄入要适量。每周吃鱼280～525g，畜禽肉280～525g，蛋类280～350g，平均每天摄入120～200g。

4. 控制油脂摄入　少吃高脂食物，特别是动物性脂肪较多的食物。植物油也应适量，且应选择含单不饱和脂肪酸并且氢化程度较低的植物油；《中国居民膳食指南（2016）》建议：优先选择鱼肉和禽肉。每天烹调油25～30g，每天反式脂肪酸摄入量不超过2g。

5. 限制食盐　成人每天从各种来源摄入的食盐量不应超过6g（约一啤酒盖），其中包括盐腌的各种食品，如腌白菜、腌萝卜；《中国居民膳食指南（2016）》建议：成人每天食盐摄入量不超过6g。

6. 减少霉菌污染　应避免食用受霉菌毒素污染或在常温下长期储藏的食物，尽量减少霉菌对食品的污染。

7. 食品储存　易腐败的食品应冷藏或用其他适当方法储存。

8. 慎用添加剂　食品中的添加剂、污染物及残留物的使用含量低于国家所规定的水平时，它们的存在是无害的，但是乱用或使用不当可能影响健康。

9. 烹调方式　不要吃烧焦的食物、不要吃直接在火上烤制的肉类和腌肉，熏肉只能偶尔食用；《中国居民膳食指南（2016）》建议选择新鲜卫生的食物和适宜的烹调方式。

10. 营养补充剂　大多数人在饮食基本遵循以上建议的前提下，不需使用营养补充剂；营养补充剂对于减少癌症的危险性或许没有多少帮助。

（五）积极运动

运动不仅可以改善机体代谢，减轻临床症状，还可以调节心理压力，缓解放化疗引起的症状和体征。因此，运动被公认是提高肺癌患者生存质量的主要干预方式之一。《中国居民膳食指南（2016）》建议：坚持日常身体活动，每周至少进行5天中等强度身体活动，累计150分钟以上；主动身体活动，最好每天6 000步。

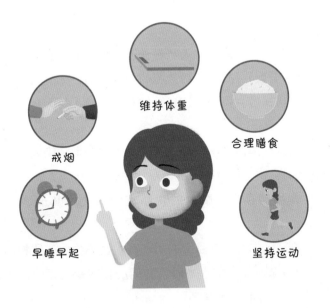

维持体重

合理膳食

戒烟

早睡早起

坚持运动

（六）保持良好的睡眠、平稳的心态

好的睡眠，可以保证患者得到充分休息，及时恢复体力，同时增强机体免疫力，以防止肿瘤复发。肺癌患者应努力消除紧张、恐惧等心理，使自己保持一个平静而稳定的心态。尽量养成良好的睡眠习惯，每天按时睡觉，减少白天卧床睡觉的时间以保证充足的夜间睡眠，睡前可以用热水泡脚或洗热水澡，以促进睡眠。必要时使用镇静药物。

本章要点：

1. 不吸烟或戒烟。

2. 避免其他引起肺癌发生的因素　如不吸二手烟、减少室内污染、不随意补充 β-胡萝卜素、饮用洁净饮用水。

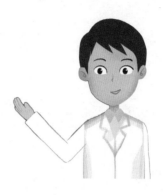

3. 患肺癌后注意维持健康的体重。

4. 保证充足的营养、合理的膳食结构　多吃蔬菜、水果，少吃红肉加工肉、限量饮酒。

5. 保证适量的运动。

6. 保持良好的睡眠、平稳的心态。

您知道吗

1. 乳糜胸患者的胸腔积液为什么是乳白色的？胸腔积液不是乳白色就不是乳糜胸了吗？

2. 为什么会患上乳糜胸？

3. 乳糜胸患者吃些什么好？

4. 医生让我低脂饮食，是不是煮菜不加油就行了？

如果您是一名乳糜胸的患者或其家人，想必您也会有以上类似的疑惑，那么请带着您的疑问和关注一起来读一下本章节的内容。

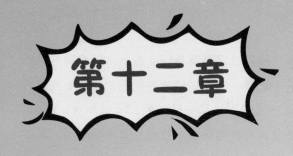

第十二章

乳糜胸患者的营养治疗

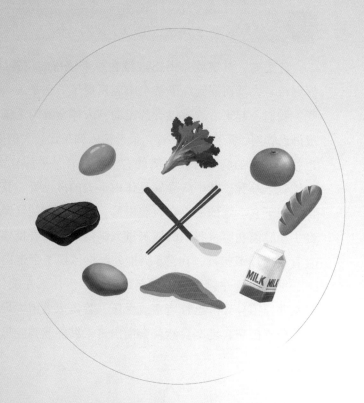

第一节　乳糜胸与营养

首先，我们来了解一下乳糜胸是什么意思。乳糜胸就是胸腔积液呈乳白色的牛奶样，这是最经典的颜色，有些不典型的还可能呈血性浆液样或者直接是血性胸腔积液的外观。然而，无论呈现怎样的外观，只要具备以下特点，都逃离不了"乳糜胸"这个名号。

1. 胸腔积液中三酰甘油含量高（≥2.75mmol/L），且高于血浆含量，胆固醇/三酰甘油<1，这是主要的诊断依据。

2. 胸腔积液乳糜试验阳性。

一　乳糜胸是如何发生的呢？

乳糜胸，其实就是淋巴液没在原来该待的位置（淋巴管）好好待着，反而漏到纵隔甚至胸腔里面了。它是怎么漏出来的呢？我们一起来看看淋巴管的走向：人体全身的毛细淋巴管合成淋巴管网，汇合成淋巴管，最后汇入两条比较大的淋巴导管，也就是左侧的胸导管和右侧的右淋巴导管，最后分别进入左、右锁骨下静脉。其中胸导管是体内最大的淋巴管，我们要特别认识一下它。它的源头在腹腔内第一腰椎前方的乳糜池，向上经主动脉裂孔穿过我们的横膈进入纵隔内，沿着椎体右前方和食管后面逐渐爬行，在第5胸椎处跨椎体换了个走向，斜向左上，路经食管左侧一直上行至颈部，最后注入左锁骨下静脉。当某些原因导致淋巴管堵塞或受压，管内压力增大导致胸导管或其分支破裂，乳糜自然就会溢出进入纵隔或胸腔里面，形成乳糜胸。

乳糜胸的病因可以分为创伤性和非创伤性两大类。

1. 创伤性乳糜胸　顾名思义，就是不同原因损伤了胸导管，导致其破裂或阻塞，乳糜液外漏溢入胸腔。其中，如食管癌、肺癌以及心脏外科手术等胸部大手术是出现乳糜胸最主要的原因之一。在出现乳糜胸的患儿中，多是有先天性心脏病手术史的。

2. 非创伤性乳糜胸　引起这种乳糜胸的病因就更为复杂。胸腹部恶性肿瘤、淋巴瘤、淋巴管性疾病、丝虫病、结核病、纵隔良性肿瘤等均有可能引起。

乳糜胸与营养的关系

乳糜胸患者轻则可因水分和蛋白质、电解质的丢失而表现为贫血、低蛋白血症，时间长了会导致患者营养不良、体重下降、抵抗力下降，容易发生感染，严重者还可能出现呼吸困难甚至导致死亡。

第二节　营 养 治 疗

乳糜胸患者的治疗

乳糜胸竟然如此可怕？能治吗？在治疗方面，根据乳糜液的漏出量不一样，治疗方案会有所不同。

1. 保守治疗　如乳糜胸液<500ml，可以考虑先保守治疗方案。所谓保守治疗，就是暂且不做手术，先针对病因治疗（胸腹腔恶性肿瘤的放化疗）以及对症治疗包括胸腔闭式引流、应用生长抑素抑制胃肠道激素及消化液分泌、纠正酸碱及水电解质失衡，还有及时的营养支持。

乳糜胸患者由于其胸液丢失大量的蛋白，极易合并营养不良，而营养不良反过来影响伤口愈合，加重病情。因此，营养治疗对于乳糜胸患者特别重要，不仅能纠正营养不良，还担负着减少漏出的责任，在乳糜胸的治疗过程中占据重要的一席之地。

2. 营养治疗　原则上，当乳糜液大量漏出时，建议禁食同时给予全肠外营养治疗（TPN）。由于脂肪乳注射液可直接进入静脉血，无需经淋巴管转运，理论上不会增加乳糜液的产生。因此，TPN既能为患者提供充足的能量及各种必需的营养素，又不会增加乳糜漏出的风险，可作为大量乳糜液漏出患者的首选营养治疗途径。

当患者病情改善，乳糜液漏得到控制后，可考虑逐渐过渡为肠内营养治疗（EN）或经口营养治疗（ONS）。但无论是哪一种方式，都必须坚持用无脂／极低脂配方（或饮食）逐渐过渡至低脂配方（或饮食），当调整配方或饮食中的脂肪供能比例时需要特别谨慎，千万不能操之过急。

不过，患友们也不必闻"脂"色变，也不是所有的"脂"都会加重乳糜液漏出量的增加，在此给患友们介绍一个好东西：中链脂肪酸（MCT）。MCT与长链脂肪酸不同，它自肠道吸收后不参与乳糜形成，而是经门静脉进入肝，故它既能起到增加能量摄入的作用，理论上又不会导致胸腔积液增加的风险。因此，建议乳糜胸患者可以选用医学营养素组件MCT加强营养供给。乳糜胸患者的营养需求如下：

（1）能量：为保证营养供给，建议能量供给量在30～35kcal/（kg·d）。

（2）蛋白质：乳糜胸患者通常合并低蛋白血症，蛋白质需求比正常人高，以避免瘦体重的丢失。如无特殊限制的病情，建议达到2.0～3.0g/（kg·d），宜选用低脂肪、高生物价蛋白质，如蛋清、鸡肉（去皮去油）、虾仁、鱼、豆腐、瘦牛肉、脱脂奶等，但目前进食量要适当控制，具体量需视病情而定。

（3）脂肪：毋庸置疑，乳糜胸患者EN或饮食中的脂肪含量务必低于正常人，具体视胸腔积液情况而定，最高供能比例不建议超过15%。减少烹调油用量，吃清淡少盐膳食；禁用含脂肪多的食物，如油炸食品、黄豆、鸡汤、肉汤、鱼汤、动物内脏、猪脚、蛋黄、奶油及油腻的食品。

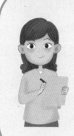

温 馨 提 示

在这里给大家提个醒，如果患者因病情需要采用无脂饮食，千万不要以为喝点儿白粥就是无脂肪了，其实米里面也是含有一定量脂肪的。无脂饮食需要用到医学营养特殊配置的营养素，详情建议咨询专业营养（医）师，请勿按自己的想法自行配制。

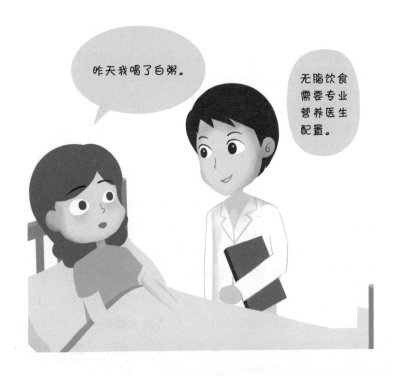

（4）碳水化合物：由于EN或饮食中的脂肪限制较大，故碳水化合物成为提供能量的主力，其供能比例占总能量的60%～75%。

（5）维生素：除了水溶性维生素之外，由于脂肪摄入的限制，因此特别强调需要确保脂溶性维生素的足够补充。

（6）矿物质：可进行血电解质水平的监测，根据相关结果进行适当的补充。

3．手术治疗　对于大量乳糜液漏出或经保守治疗后改善不明显的乳糜胸患者，可考虑进行胸导管结扎等手术治疗。

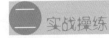　实战操练

病情简介：

李某：女，38岁
身高160cm，体重48kg

诊断考虑肺淋巴管肌瘤病、乳糜胸。目前胸腔闭式引流，每天引流胸腔积液约250ml，呈白色牛奶状。相关检查：清蛋白30g/L，血红蛋白（Hb）102g/L，胸液乳糜试验阳性

8:30	12:30
15:00	18:00

注：①所有烹调过程禁止使用烹调油及蛋黄；②如胸腔积液进一步减少或消退，请及时咨询逐步恢复至清淡少油饮食。如胸腔积液增加，请暂停低脂饮食，恢复无脂饮食。建议定期向您的营养（医）师咨询复诊调整方案。

临床请营养科医生会诊制订经口进食的方案。

1. 计算营养需要量　患者 BMI=48kg÷1.6m²=18.75kg/m²，故尚可按患者实际体重计算营养需求。根据乳糜胸高能量、高蛋白质、低脂肪的营养治疗原则，具体计算如下：

（1）计算能量需求量：全天能量需求量=35×48=1 680kcal/d。

（2）计算蛋白质需求量：全天蛋白质需求量=2.0×48=96g/d。

（3）计算脂肪需求量：全天脂肪需求量=（1 680×3.5%）÷9=6.5g/d。

（4）计算碳水化合物需求量：全天碳水化合物需求量=（1 680−96×4−6.5×9）÷4=309g。

2. 根据以上计算结果，制订了一日食谱示例（表12-1）。

表12-1 李某一日食谱示例

餐别	食物及建议摄入量
早餐8：30	软饭（大米50g），番薯适量+水煮鸡蛋1个（去黄），小番茄2～3个，脱脂奶1杯
午餐12：30	白米饭（大米75g），山药适量，白水灼鸡胸肉（鸡胸肉75g，豉油适量），水煮鸡蛋1个（去黄），白灼菜心（菜心200g）
下午加餐15：00	香梨1个
晚餐18：00	白米饭（大米75g），番薯适量，白灼八爪鱼（八爪鱼75g），豆腐2块，白灼油麦菜（油麦菜200g）

注：①所有烹调过程禁止使用烹调油及蛋黄；②如胸腔积液进一步减少或消退，请及时咨询逐步恢复至清淡少油饮食。如胸腔积液增加，请暂停低脂饮食，恢复无脂饮食。建议定期向您的营养（医）师咨询复诊调整方案。

以上食谱提供的能量约1 200kcal/d，蛋白质约70g/d，尚未达到患者目前建议的营养需求量，但请注意其脂肪含量已基本达到建议的最大量6g/d，故为使患者的能量及蛋白质需求得到保证，同时避免过多脂肪摄入，我们采用了高蛋白高碳水化合物低脂肪的特殊医学营养素进行经口营养补充，具体安排见表12-2。

表 12-2 李某一日医学营养素安排示例

时间	营养素补充
上午 9：30	高蛋白质极低脂型营养素 150～200ml（提供能量 150kcal，蛋白质 8g）
下午 15：00	高蛋白质极低脂型营养素 150～200ml（提供能量 150kcal，蛋白质 8g）
晚上 20：30	高蛋白质极低脂型营养素 150～200ml（提供能量 150kcal，蛋白质 8g）
合计	补充能量 450kcal/d，蛋白质 24g/d

因此，天然食物的低脂饮食食谱配合医学营养配方高蛋白质极低脂肪营养素，终使该患者的总能量及蛋白质等营养需求得到保证，同时脂肪摄入量也得到较好的控制。

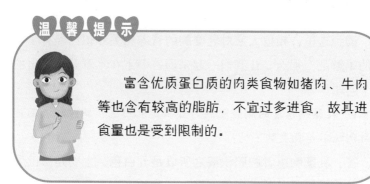

温 馨 提 示

富含优质蛋白质的肉类食物如猪肉、牛肉等也含有较高的脂肪，不宜过多进食，故其进食量也是受到限制的。

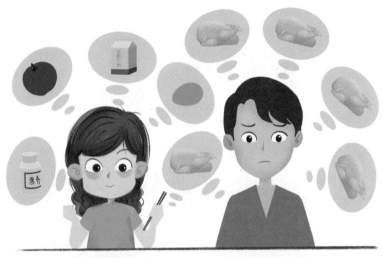

营养均衡 ✓　　　　　　只想吃肉 ✗

本章要点：

读到这里，相信大家对乳糜胸的营养相关知识已经有了一定的了解吧？那么，让我们一起来回答一下在本章开头提出的几个问题。

1. 乳糜胸患者的胸腔积液为什么是乳白色？胸腔积液不是乳白色就不是乳糜胸了吗？

答： 乳糜胸患者胸腔积液之所以是乳白色，主要是淋巴乳糜液从胸导管或其他淋巴管中漏出到胸腔，故典型的颜色呈乳白色，有些不典型的还可能呈现血性浆液样或者直接是血性胸腔积液的外观。然而，无论呈现怎样的外观，只要它符合乳糜胸的诊断，就都称之为"乳糜胸"。

2. 为什么会患上乳糜胸？

答： 这是因为各种原因导致胸导管受压、阻塞或者破损，淋巴液从胸导管或其他淋巴管中漏出到胸腔里面，于是形成了乳糜胸。而导致该情况的病因可分为创伤性和非创伤性两大类。

（1）创伤性乳糜胸：顾名思义，就是不同原因损伤了胸导管，导致其破裂或阻塞，乳糜液外漏溢入胸腔。其中，如食管癌、肺癌以及心脏外科手术等胸部大手术是出现乳糜胸最主要的原因之一。在出现乳糜胸的患儿中，多是有先天性心脏病手术史的。

（2）非创伤性乳糜胸：引起这种乳糜胸的病因就更为复杂。胸腹部恶性肿瘤、淋巴瘤、淋巴管性疾病、丝虫病、结核病、纵隔良性肿瘤等均有可能引起。

3. 乳糜胸患者吃些什么好？

答：乳糜胸患者应该进食无脂或低脂饮食，具体视胸腔积液情况（包括胸腔积液的量以及性状）而定。如果每天引流的胸腔积液过多，甚至可能需要禁食并肠外营养治疗。

4. 医生让我低脂饮食，是不是煮菜不加油就行了？

答：低脂饮食中的脂肪含量建议要根据病情确定，并制订具体的食谱。因为除了烹调油，大多数天然食物中都是含有脂肪的，甚至米里面都还有一定量的脂肪，只是或高或低，含量不一样而已。因此，不要认为不添加烹调油就是符合乳糜胸患者病情的所谓低脂饮食。

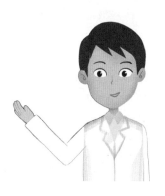

您知道吗

1. 阻塞性睡眠呼吸暂停到底是怎么一回事？
2. 阻塞性睡眠呼吸暂停患者为什么多数是胖子？
3. 减轻体重对于治疗阻塞性睡眠呼吸暂停有用吗？
4. 阻塞性睡眠呼吸暂停患者该如何减轻体重？

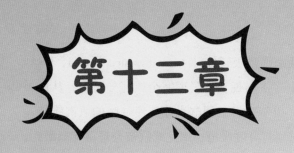

第十三章

阻塞性睡眠呼吸暂停患者的营养治疗

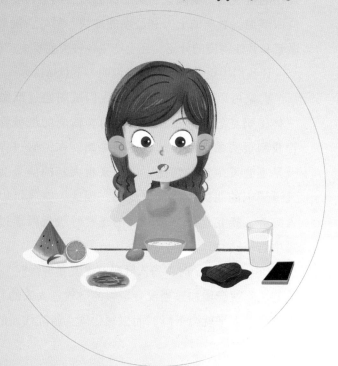

第一节　阻塞性睡眠呼吸暂停与营养

成人的阻塞性睡眠呼吸暂停（obstructive sleep apnea，OSA）就是在睡眠过程中多次出现上呼吸道完全或部分阻塞，从而导致呼吸暂时停止。由于患者必须醒来才能使喉咙的肌肉维持一定的张力，进而重新打开呼吸道，因此睡眠被分解得支离破碎。这种反复的唤醒意味着患者无法获得充足或优质的睡眠，因此会出现白天嗜睡和/或疲劳。但是，由于OSA患者在呼吸暂停发作后醒来时无法完全清醒，所以他们通常不知道造成嗜睡和/或疲劳的原因。除了嗜睡和/或疲劳外，在患有OSA的人中，反复发作的血氧水平下降会引起心脏和血管的多种变化，如心脏的应激增加、血压的上升和心率的加快。另外，随着应激释放的激素和其他物质的分泌，还会产生各种炎症反应。

让我们用更形象的解释来说明一下OSA。

大家可以想象一下，如果我们试图通过纸做的吸管来喝一杯牛奶是怎样的过程。吸吮时，薄弱的纸吸管会瘪塌，尽管我们很费劲地吸，却吸不到牛奶。在清醒过程中，正常呼吸是不会发生这种情况，因为来自大脑的信号会激活舌头和气道周围的肌肉，使气道变硬。因此，空气可以不间断地流入肺部。换句话说，清醒时的正常呼吸就像通过塑料吸管来喝牛奶一样。

OSA患者睡觉时，每次呼吸（尤其是仰卧时），舌后气道塌陷的风险就会增加。当没有足够的空气进入人的肺部时，血液中的氧气水平就会下降，而二氧化碳（新陈代谢的废物）的水平则会上升。停止呼吸几分钟后，一个人可能会死亡。但是幸运的是，OSA会激发大脑醒来，恢复呼吸。呼吸停止的时间从几秒到一分钟以上。当呼吸恢复时，气道的大小依然是狭窄的。而气道周围的组织在气流经过时会产生振动，这就是我们所谓的打鼾。

在过去的几十年中，由于肥胖的人群越来越多，OSA的患病率也急剧上升。目前，OSA在发达国家和发展中国家都很普遍。据估计，普通人群中中年男性OSA的患病率是27%，中年女性是9%。而65岁以上的人，患病率估计是19%～57%。由于OSA并不总是伴随白天的嗜睡，因此容易被忽视，从而导致诊断的人数极低。

为什么会患OSA呢？

大多数OSA是由以下原因引起的。

1. 气道周围软组织增多　气道软组织增多大多数是由于肥胖导致的。

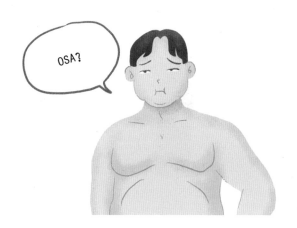

2. 导致气道狭窄的结构特征 气道狭窄可由于扁桃体和腺样体肥大、舌体肥大、鼻骨移位、下颌骨过短等引起。

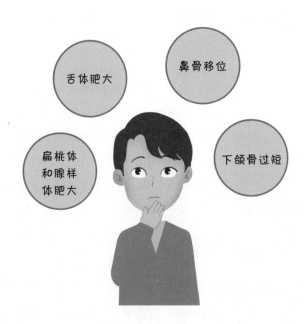

3. 肌肉张力降低 肌肉张力降低可以是药物或酒精引起的，也可以是神经系统问题或其他疾病引起的。

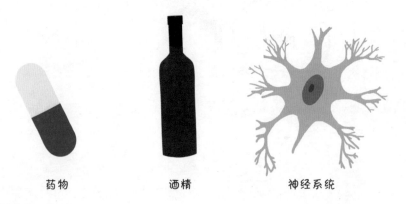

药物　　　　　　　酒精　　　　　　神经系统

4．年纪增加　老年人常伴有上呼吸道肌肉张力降低或丧失。

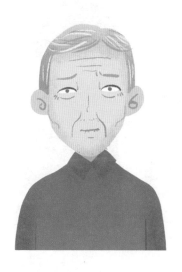

5．脑损伤　暂时性或永久性。

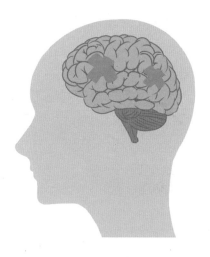

6. 遗传　有家族病史的人更可能发展成OSA。

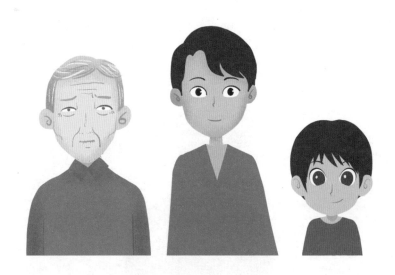

7. 其他　过敏性鼻炎和哮喘。

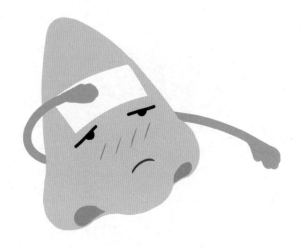

OSA与营养的关系

肥胖被认为是OSA发生和发展的主要危险因素。肥胖或重度肥胖患者中OSA的患病率几乎是正常体重成年人的2倍。为什么胖子容易患OSA呢？因为肥胖可能会使脂肪沉积在上呼吸道周围的软组织，从而导致了气道的狭窄，并增加了上呼吸道塌陷的可能性。此外，胸腔周围的脂肪沉积（躯干肥胖）会降低胸部的顺应性以及减少呼气之后肺中残余气体的容积。但是，OSA与肥胖之间的关系很复杂，最近的研究表明OSA本身也可能会导致体重增加。

 减轻体重对于治疗OSA有用吗？

除少数OSA患者外，减轻体重对于改善OSA是一种有效的疗法。减轻体重（包括外科手术）已被证明可以减轻OSA的严重程度和症状。此外，减轻体重还可以降低胆固醇，改善高血压和胰岛素抵抗。所以，加油吧！

第二节　营养治疗

既然胖子容易得OSA，所以，对于所有超重或肥胖的OSA患者，我们都建议他/她减轻体重并进行运动。大家知道，减轻体重就是要少吃多运动。但是，说起来容易，做起来难。那么，还有没有其他的办法呀？有的。减轻体重其实有一系列的综合措施，包括：行为矫正、饮食疗法、运动、药物治疗及外科手术。这些内容我们将在下面一一详解。

一 判断体重情况

首先，我们来看看怎样叫胖。通常我们会用体重指数（BMI）来衡量一个人到底是正常，还是消瘦或肥胖，相关内容在本书第二章中已经有过介绍，在此就不再赘述。

除此之外，医生还会根据您是否存在腹型肥胖（腰围），是否存在心血管危险因素（如高血压、糖尿病、血脂异常）以及共存疾病（如睡眠呼吸暂停、非酒精性脂肪性肝病）来建议您是否需要进行体重管理。

二 生活方式干预

对于超重和肥胖的朋友，推荐的初始治疗是生活方式干预。那么，生活方式干预是什么？

生活方式干预就是除了饮食和运动的干预外，还需要您在生活行为上做出一些改变，通过这些努力，可以使体重减轻5%～10%。

生活方式干预通常会由营养（医）师提供一份行为计划，包括以下内容。

（一）设定现实的目标

首先，定个小目标。这个目标可以与营养（医）师共同商定，制订一个切合实际的减重目标，如每周减重0.5～1kg，或6个月内较开始时体重减轻5%～10%。为了达到这个目标，每天要在目前摄入的总能量基础上减少约500kcal。能量减少可以通过膳食指导、提供定量的食物或控制食物分量来实现。

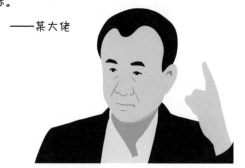

先定一个能达到的
小目标。

——某大佬

糖尿病患者健康行动（LookAHEAD）试验证据表明，第1年体重逐月下降较多且体重减轻维持较好的个体，能在4年内更好地维持减重效果。这与传统意义上减重成功相关特征无关。

（二）自我监测

自我监测是减重计划成功的要素之一，包括记录食物日记、运动情况和自我称重。

食物记录：

　　　　　　　　

上午　　　　　

中午　　　　　

晚上　　　　　

运动情况：

　　　　　　　　

自我称重：

医生或营养（医）师会指导您记录：吃的所有食物、食物所含热量以及进食环境。

自我监测的方法很多，包括写纸质日记、使用互联网应用软件或个人数字助理（personal digital assistant，PDA），以及应用电子体重计等。

（三）控制刺激因素

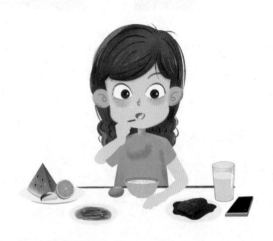

控制刺激因素的重点是，控制诱发进食的环境因素。我们应尽量消除或改变这些环境因素，如减少边看电视边吃饭的机会、减少边玩手机边吃饭的机会。由于食物是导致体重增加的关键因素，所以建议您购买更多的新鲜水果和蔬菜，准备好容易处理的低热量食物，并将它们放在冰箱或桌面显眼的位置上。

控制刺激因素也包括专注于进食行为本身。因此，关掉电视、停止阅读等行为有助于专心进食。

（四）进食方式

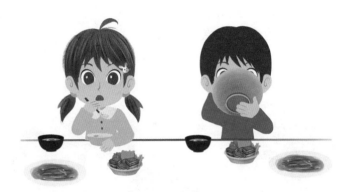

吃的过程很关键，减慢进食速度才有充足的时间让身体产生"吃饱了"的感觉。有两种方式可以减慢进食速度：专心品尝食物以及放慢咀嚼速度来尽情享受食物的滋味。其他方法还包括用餐期间短暂离开餐桌，以及餐中或餐前饮水等。

（五）定期称重

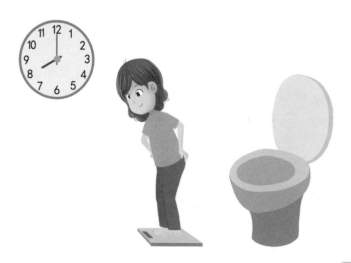

给自己规定一个固定的测量体重的时间，如每个星期一的早上起床上完厕所之后，立即记录下来。

（六）行为合约和强化

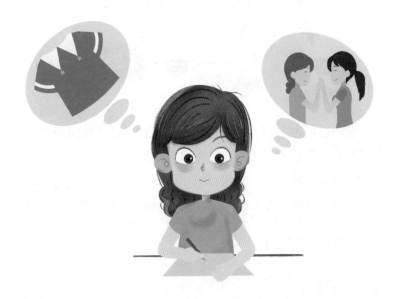

当您成功达到一个小目标之后，给自己一个奖励，如买一件衣服，或一个心仪已久的物件。如果奖励品不容易获取，还可以参加一些类似减重这种类型的活动，或者与朋友协定，互相鼓励。

（七）营养教育和膳食计划

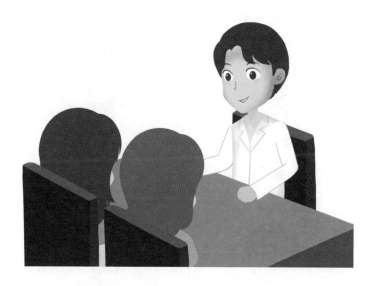

　　建立明确的膳食结构比盲目减重效果更好。建议您至少在减重的前一年与医生或营养（医）师咨询确定您的饮食计划，可以在平常饮食中使用控制食物分量的餐盘或膳食。

　　膳食咨询似乎有助于减重，尤其是在减重计划实施的第1年里。

（八）增加身体活动

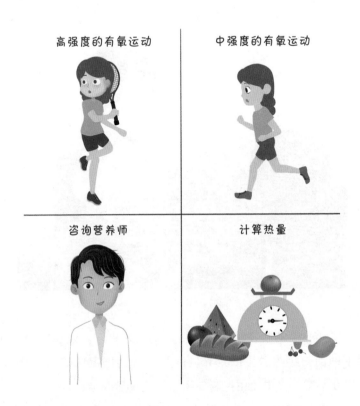

中到高强度的有氧运动与适当的力量训练相结合是最为理想的，然而，不管什么运动都比不运动要好。另外，运动最重要的是量力而行、持之以恒，过于快速的改变只会带来运动伤害。

但一项研究结果显示，与监督完成身体活动相比，计算热量、营养（医）师介入以及采用某些行为改变方法能使体重减轻更多。

（九）社会支持

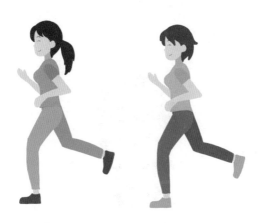

　　邀请您的家人和朋友一起加入到减重计划中来吧！如果您的家人正在减重，您的鼓励和支持会给他/她带来很有效的减重效果，您也会在这个过程中收获健康的生活方式，并达到实现健康体重的目的。

（十）认知重建

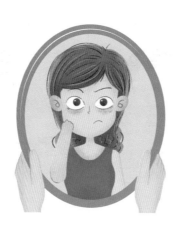

认知重建是指采用更积极的自我对话方式，如您吃了一块蛋糕，那就去增加运动，而不是自责。

（十一）自信心训练

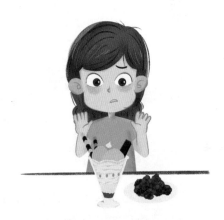

学会说"不"，对诱惑性的环境和食物说不。当您不得不在餐厅、聚会吃饭时，也能做到控制食物摄入。

（十二）减少应激

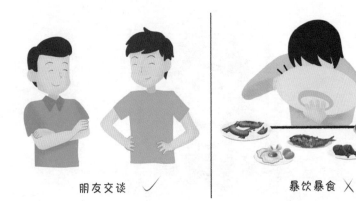

朋友交谈 ✓　　　　暴饮暴食 ✗

识别并减少诱发进食的应激因素。如果您在压力大的情况下容易暴饮暴食，那就尝试一下能够排解压力的生活方式，如规律的运动、与朋友交谈等。

简而言之：定目标、做计划、常监测、写记录、慢慢吃、要鼓励、多运动、拉支持。漫漫长路，踏出第一步，就没那么难了。

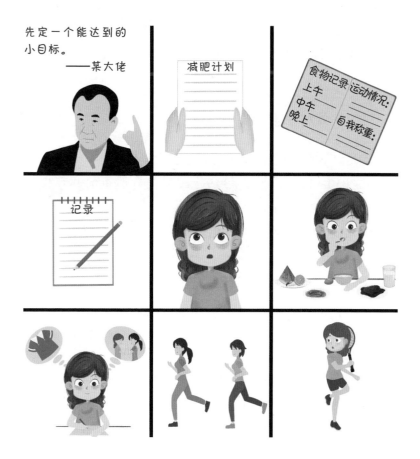

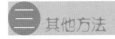

其他方法

（一）药物治疗

如果肥胖带来了较大风险，如 BMI≥30kg/m²，或 BMI 介于 27～29.9kg/m² 并伴糖尿病或高血压等共存疾病时，通过综合生活方式干预未能达到减重目标（3～6个月后至少减轻总体重的 5%）。应在仔细评估所有治疗方法（生活方式干预、药物和外科手术）的利弊之后，根据患者具体情况决定是否采用药物治疗。

（二）外科手术

满足以下两点的肥胖患者可以考虑手术治疗。

1. BMI≥40kg/m² 或 35～39.9kg/m² 但伴有严重的共存疾病（不同人种的 BMI 标准可能存在差异）。

2. 通过节食、运动和药物治疗未能达到减重目标。

我们不推荐的疗法

（一）抽脂

抽脂就是在体内注入生理盐水后吸除脂肪，以去除皮下脂肪并塑造曲线。尽管这可带来脂肪量和体重显著降低，但却无法改善胰岛素敏感性或冠状动脉粥样硬化性心脏病的危险因素，所以我们不提倡用抽脂进行长期减重治疗。

（二）膳食补充剂

与减重有关的膳食补充剂有麻黄属植物、绿茶、铬、壳聚糖和瓜尔豆胶等。虽然很多患者会使用这些补充剂，可是它们的疗效和安全性不确定，所以我们不建议使用。其中，麻黄属植物和麻黄属生物碱（植物中发现的一类麻黄素样分子）因为存在安全隐患，现在已从美国市场撤除。

（三）针灸

针灸用于肥胖的治疗只是在小范围人群中短期进行过。目前数据表明，针灸可以略微减轻体重。所以，如果想达到显著减重目标，针灸的效果可能有限。

五 减轻体重的维持

体重反弹是肥胖治疗的常见问题。我们身体似乎存在脂肪组织量的"设定点"，即会在体重减轻后分泌反调节激素以恢复到较高的体重。此外，体重减轻本身也会减少能量消耗，不利于减重状态的维持。所以，包含控制进食量和保持运动的生活方式等调整策略仍是一切长期体重管理计划的基础。

怎样去维持已经减下来的体重呢？我们推荐以下的措施。

1. 严格自我监督，经常 称体重。 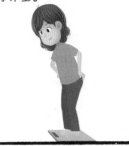	2. 经常且有规律地参加 运动。 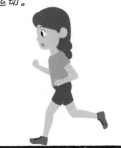
3. 有自信能够控制体重。 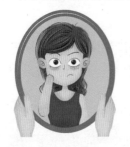	4. 采取低热量饮食。 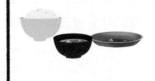

减重初期4周内体重减少超过2kg的患者通常能够维持减重的效果。经常自己称体重以及参加生活方式干预项目有助于维持减重成效。

本章要点：

1. 阻塞性睡眠呼吸暂停是一种常见疾病，其特征是睡眠过程中上气道反复塌陷所致的阻塞性呼吸暂停和低通气。

2. 引起 OSA 的主要原因　气道周围软组织增多（大多数是由于肥胖）、导致气道狭窄的结构特征、肌肉张力降低、年龄增加、脑损伤、遗传等。

3. 大多数 OSA 患者都需进行行为矫正治疗，包括减轻体重

（若患者超重或肥胖）、运动、改变睡眠体位、戒酒，以及避免应用某些药物。

4.减轻体重（包括外科手术）已被证明可以减轻OSA的严重程度和症状。

5.减轻体重　包括一系列的综合措施，如行为矫正、饮食疗法、运动、药物治疗及外科手术。

6.我们不推荐的减肥方式　抽脂、膳食补充剂、针灸。

7.体重减轻后的OSA患者应努力维持减重效果。

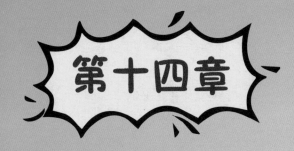

第十四章

呼吸疾病与中医药膳

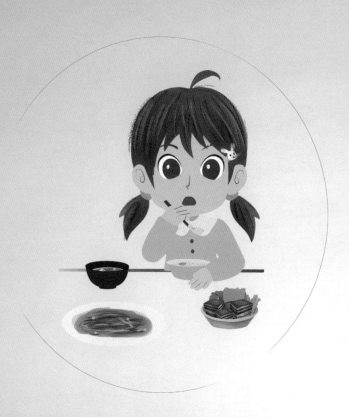

第一节　中医药膳的基本知识

药膳学是中医学的一个重要组成部分，是中华民族历经数千年不断探索、积累而逐渐形成的独具特色的一门临床实用学科，是中华民族祖先遗留下来宝贵的文化遗产。

中医药膳是以药物和食物为原料，经过烹饪加工制成的一种具有食疗作用的膳食。它是中国传统的医学知识与烹调经验相结合的产物。中医药膳"寓医于食"，既将药物作为食物，又将食物赋以药用，既具有营养价值，又可防病治病、保健强身、延年益寿。中药与食物相配，就能做到药借食味，食助药性，变"良药苦口"为"良药可口"。所以说药膳是充分发挥中药效能的美味佳肴，特别能满足人们"厌于药，喜于食"的天性。

第二节　中医药膳的特点

 注重整体，辨证施食

所谓"注重整体，辨证施食"，即在运用药膳时，首先要全面分析患者的体质、健康状况、患病性质、季节时令、地理环境等多方面情况，判断其基本证型，然后再确定相应的食疗原则，给予适当的药膳治疗。

 防治兼宜，效果显著

药膳既可治病，又可强身防病，这是有别于药物治疗的特点之一。药膳虽然多是平和之品，但其防治疾病和健身养生的效果却是比较显著的。如秋梨膏（秋梨做成的汤水可以起到非常好的润肺、化痰、止咳、安神的作用，秋梨润肺，红枣补血，老姜暖胃，蜂蜜养神）；清补凉（材料配方通常以：绿豆、红豆、淮山、莲子、芡实、薏米、西米、百合、红枣和南北杏，做成糖水食用，具有很好的健脾益气的功效，同时清热润肺）。

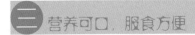 营养可口，服食方便

药膳使用的多为药、食两用之品，且有食品的色、香、味等特性，即使加入了部分药材，由于注意了药物性味的选择，并通过与食物的调配及精细的烹调，仍可制成美味可口的药膳，营养可口，服食方便。

第三节　常见呼吸疾病的药膳食疗

 感冒

（一）风寒型感冒

[临床表现]　恶寒发热、头痛、身痛、关节酸痛。

[饮食原则]　宜清淡，忌荤腥生冷食品。

[药膳食疗]

1．生姜茶　生姜20g切片，加茶叶3g。水煎服，服后盖被出汗。

2. 苏叶汤　（鲜）紫苏叶5g，（鲜）生姜10g切片，水煎汤加入食盐适量，趁热服。每天煎服1～2次，连服2～3天。

（二）风热型感冒

[临床表现]　发热怕风，头痛咽痛、咳嗽，有时黄痰。

[饮食原则]　宜清淡，忌荤腥生冷辛辣食品。

[药膳食疗]　菊花饮：菊花5g，银花3g，薄荷1.5g，加水煎煮取汤饮服。每天煎服1～2次，连服2～3天。

（三）胃肠型感冒

[临床表现]　发热头胀，脘腹疼痛，恶心呕吐或腹泻食呆。

[饮食原则]　宜清淡，忌荤腥生冷食品。

[药膳食疗]

藿香姜枣汤：（鲜）藿香10g，橘子皮5g，鲜生姜10g。均洗净切碎，加入红枣5个，水煎服。每天1～2次，连服3天。

 咳嗽

（一）肺寒咳嗽

[临床表现]　咽痒咳嗽，咳痰色白清稀多泡沫。

[饮食原则]　宜清淡，忌食生冷。

[药膳食疗]

1. 陈皮生姜饮　陈皮3g，鲜生姜10g，将它们去皮切丝，煮沸后加红糖适量饮用。

2．葱白粥　带须根葱白20g，与大米50g同煮粥，分1～2次服完，连服3天。

（二）肺热咳嗽

[临床表现]　咽燥痒痛，咳痰色黄或夹血，口干喜饮。

[饮食原则]　宜清淡，忌辛辣荤腥食品。

[药膳食疗]

1．梨贝饮　梨1只，去核，川贝母3g研粉置梨内，再加上适量冰糖置碗内，隔水蒸1小时，取出，分2次饮汁，每天1～2次。

2．三汁饮　荸荠20个，梨1只，鲜藕300g。将此三物分别去皮、锉碎，用纱布包压汁，每天1次，服3～5天。

（三）肺虚咳嗽

[临床表现]　咳嗽日久，气短气喘，活动后加重，痰少，多汗。

[饮食原则]　宜清淡素食及瘦肉、鱼、蛋类，忌甜食过多，严禁烟酒。

[药膳食疗]

1．百合党参陈皮粥　将百合30g，党参10g，陈皮丝2g，大米100g洗净加入，再同煮熟，加入冰糖适量搅匀。每天1次，连服1周。

2．苏子银杏粥　将银杏（又名白果）50粒，去壳、去皮、去心，苏子5g，与大米100g煮成粥，再加入100ml豆浆，烧开。分2次服完，每天1次，连服7～10天。

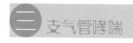

（一）冷哮

[临床表现]　呼吸急促、胸闷似憋，喉中有痰鸣声，咳痰稀薄色白，畏冷，冬季或受凉易发。

[饮食原则]　宜食清淡及容易消化食物，忌海鲜以及生冷食物。

[药膳食疗]

1. 白果杏仁橘皮粥　白果20g，杏仁10g去皮打碎，大米50g，橘皮少许，同煮粥，再加入冰糖5g，趁热服下，每天1剂，连服5天。

2. 陈皮姜葱茶　陈皮5g，鲜生姜10g，连须葱白3根。洗净切丝共泡茶热饮。每天1～2次，连服7天。

（二）热哮

[临床表现]　口渴欲饮，喉中痰鸣如吼，烦躁不安，咳痰不爽，痰黏稠或黄，胸膈满闷。

[饮食原则]　不宜吃海鲜以及生冷食物。

[药膳食疗]

1. 双杏汤　南北杏仁各10g，梨500g。雪梨洗净，北杏仁（去皮、尖）。将北杏、雪梨、白砂糖同放炖盅内，加清水半碗，急火隔水炖1小时。每天1次，连服5～7天。

2. 菊花百合羹　菊花5g，百合50g，蜂蜜适量，放碗内隔水蒸熟，或煮饭时蒸熟。每天1次，可经常食用。

(三) 哮证日久

[临床表现] 老年体弱者、久病者，往往反复发作，常有持续性哮喘，咳痰无力，气喘心慌，口唇及指甲可能出现发绀。

[饮食原则] 多吃营养丰富的食物及新鲜瓜果蔬菜类食物。

[药膳食疗]

白果山药粥　白果20粒去壳、去皮、去心，加入洗净的鲜山药150g，大米50g，共煮粥。每天1次，可经常食用。

 肺结核

(一) 肺阴亏虚型

[临床表现] 低热、皮肤干灼，手足心热，干咳，痰少，不易咳出，有时痰中夹血。

[饮食原则] 少吃辛辣，忌烟酒。

[药膳食疗]

百合银耳粥　百合50g，银耳30g，大米50g，三物洗净同煮粥，加白糖适量，分2次服完。每天1次，可经常食用。

(二) 气阴两虚型

[临床表现] 面色苍白，两颧潮红、口干，咳嗽无力，怕风无精神，自汗或盗汗。

[饮食原则] 宜容易消化、营养丰富食物。

[药膳食疗]

1. 黄芪母鸡汤　母鸡1只宰杀洗净，加葱姜同煮，沸后加少许黄酒，文火煨至半熟，再加入黄芪20g共煨烂，在2~3天内分次服完。每月服4～5次。

2. 百合山药羹　百合30g，（鲜）山药200g切片，共煮烂，加入藕粉调制成羹，再加白糖适量。每天1碗，可经常食用。

（一）痰湿蕴肺型

[临床表现]　咳嗽痰多易出，呈白色泡沫痰或黏痰，清晨或傍晚较多，胸闷腹胀，胃纳呆滞，神疲乏力。

[饮食原则]　宜容易消化、营养丰富食物，忌荤腥、生冷、辛辣食物。

[药膳食疗]

橘红八珍糕　茯苓10g，白术10g，芡实15g，山药15g，薏苡仁20g，白扁豆10g，杏仁（去皮、尖）15g，陈皮丝15g，米粉250g，白糖适量。

将茯苓、白术、芡实、山药、薏苡仁、白扁豆、杏仁研成粉，炒香，加入米粉及适量白糖，用陈皮煮水，糅合成团，放入模具中，撒上陈皮丝，用武火蒸熟食用。

（二）阴虚燥咳型

[临床表现]　干咳少痰，咽喉干痛，咳声短促，五心烦热。

[饮食原则]　宜容易消化、营养丰富食物，忌荤腥、生冷、辛辣食物。

[食物疗法]

秋梨川贝膏　梨500g，款冬花、百合、麦冬、川贝母各30g，冰糖50g，蜂蜜200g。将款冬花、百合、麦冬、川贝母切碎，加水煎取浓汁，去渣；将梨去皮、核，切碎，加入药浓汁中；再加入冰糖、蜂蜜，文火熬成稠状膏滋。每次食膏15g，每天2次，温开水冲服。

（三）肺肾两虚型

[临床表现]　咳嗽气喘，动则气急，胸闷气短，痰色稀白，大便溏薄，小便清长，夜寐不宁。

[饮食原则]　宜容易消化、营养丰富食物，忌荤腥、生冷、辛辣食品。

[药膳食疗]

人参蛤蚧粥　蛤蚧粉2g，人参粉2g，糯米100g。先将糯米煮成稀粥，待粥熟时加入蛤蚧粉、人参粉，搅匀，趁热食用。

 六　肺癌

（一）肺癌化疗期

[临床表现]　患者因为化疗药物影响出现气血两虚的表现，症见少气懒言、神疲乏力、自汗、眩晕、心悸失眠、面色淡白或萎黄等。

[饮食原则]　宜容易消化、营养丰富食物，忌荤腥、生冷食品。

[药膳食疗]

气血双补汤　白术，当归，熟地各9g，红枣5枚，加生姜3片，陈皮2g，以上材料汤料纱包包裹，加排骨或瘦肉适量，炖汤食用，每天1次。

（二）肺癌放疗期

[临床表现]　患者因为放疗影响出现气阴两虚的表现，症见口干咽燥，神疲乏力，头晕肢乏，手足心热，小便黄，大便干燥。

[饮食原则]　宜容易消化、营养丰富食物，忌荤腥、辛辣食品。

[药膳食疗]

养阴益气汤　太子参、黄芪、麦冬、石斛各10g，加排骨或瘦肉适量，炖汤食用，每天1次。

（三）肺癌术后

[临床表现]　患者因为手术影响出现气虚血瘀的表现，症见身倦无力，少气懒言，面色淡白或晦滞，疼痛时有发作，痛处不移而拒按。

[饮食原则]　宜容易消化、营养丰富食物，忌荤腥、生冷辛辣食品。

[药膳食疗]

五指毛桃灵芝田七汤　五指毛桃30g，田七10g，灵芝10g，加排骨或瘦肉适量，炖汤食用，每天1次。

您知道吗

1. 慢性呼吸疾病患者的全身肌肉质量和功能也会随之下降吗?

2. 有呼吸困难和气促症状还可以做运动吗?

3. 呼吸疾病患者如何合理安全地进行运动训练?

4. 哪些运动项目适合呼吸疾病的患者?

如果您是一位慢性呼吸系统疾病的患者,想必一定有过气促或呼吸困难的体验,也有着想动而不敢动、不会动的困惑,希望通过本章节的阅读让您重新找回运动的信心和对生活的自信。

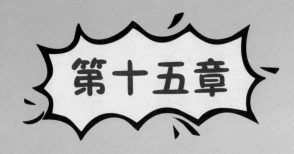

第十五章

呼吸疾病与运动康复

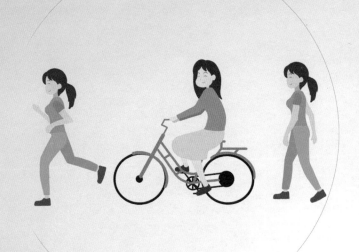

第一节 呼吸与运动

呼吸是机体与外界环境之间的气体交换过程，是机体维持正常代谢和生命活动所必需的基本功能之一，呼吸一旦终止，生命必将终结。呼吸可以为运动时的肌肉提供氧气，而运动又可以促进和提高呼吸能力。呼吸系统的主要功能是从外界环境中摄取机体新陈代谢所需要的氧气，并向外界排出代谢所产生的二氧化碳。健康人在静息状态下呼吸运动稳定而有节律，一般 12～20 次/分钟，潮气量（指安静时每次吸入或呼出的气量）约为 500ml。

呼吸运动是借助膈肌和肋间肌的收缩和松弛来完成的，胸廓随呼吸运动而扩大和缩小，以带动肺的扩张和收缩。安静时，吸气是主动的，呼气是被动的；而运动时，吸气和呼气都是主动的。当呼吸疾病伴气促、呼吸困难时，其吸气与呼气均是主动过程，呼吸做功明显增加。人们一旦因呼吸困难而减少活动后骨骼肌萎缩和呼吸肌无力势必进一步加重呼吸困难，引起呼吸功能进一步下降。已经证实，运动康复可以打破这一恶性循环，尤其是下肢运动训练已经成为呼吸康复的核心和基石。

一 慢性呼吸疾病的骨骼肌变化特点

由于慢性缺氧、运动减少、吸烟及药物影响等，慢性呼吸疾病患者的肌肉质量及肌肉功能（包括肌肉力量和活动能力）全面降低，导致患者的运动耐量和生存质量明显下降。慢性呼吸疾病的骨骼肌变化特点如下。

1. 骨骼肌纤维类型由具有高氧化能力和耐疲劳的 I 型纤维向具有高糖酵解和爆发力强的 II 型纤维转变，使肌肉更容易萎缩。

2. 除四肢骨骼肌外，患者的呼吸肌（包括膈肌、肋间肌）萎缩、无力，促发劳力性呼吸困难症状。

 运动时的呼吸反应

1. 运动一开始因气体交换的增加立刻引发呼吸的变化。运动时静脉含氧饱和度降低，二氧化碳分压增加，体温上升，体内肾上腺素分泌增加，导致对呼吸的需求增加。

2. 因对呼吸的需要更高，呼吸频率不断加快，潮气量增加，每分钟换气量也增加。

3. 安静呼吸时，吸气主要由膈肌主动收缩完成，呼气则是靠胸廓和肺的弹性回缩被动完成；在运动时，肋间外肌和膈肌共同参与吸气过程，呼气也是由腹肌主动收缩完成。

 运动能力相关的几个名词

1. 体适能　指从事体力活动的一种能力，这种能力必须具备良好的心肺功能、肌力、耐力及身体柔软度。人们必须定期进行大肌肉群的活动来锻炼心肺能力及强健体魄。平时可以选择走路、骑自行车、跑步、力量训练来完成。

2. 肌肉力量　肌肉进行最大收缩时所产生的力量，单纯的肌肉力量正常并不代表活动能力正常。

3. 肌肉耐力　指可以长时间活动而不觉得疲劳的能力，日常活动中从事重复性或持续性活动均需要耐力，如走路、爬楼梯、游泳等。

4．柔韧性　活动某一关节使其达到最大关节活动范围的能力，正如肌肉力量和耐力是某一肌肉的特性一样，柔韧性是关节的特性。

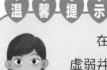

在这里提醒一些呼吸疾病患者，自我感觉虚弱并不是运动康复的大忌，反而有研究证实，虚弱状态的稳定期 COPD 患者完成运动康复计划后呼吸困难减轻、运动能力和体力活动水平明显改善。

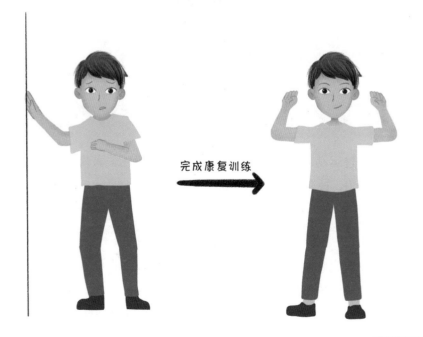

完成康复训练

从运动康复中可以获益的呼吸疾病包括：

慢性阻塞性肺疾病（COPD）、支气管炎、肺气肿、哮喘、肺囊性纤维化、支气管扩张、肺癌

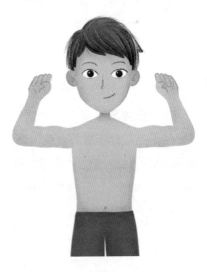

第二节 运动康复

 运动康复的目的

通过运动训练改善心肺和骨骼肌肉功能，从而减轻呼吸困难和乏力，改善患者生存质量。

 运动训练的基本构成

一次完整的运动训练基本包括热身阶段、训练阶段、整理活动、肌肉拉伸几个步骤。

1. 热身阶段　由5~10分钟的小强度有氧和肌肉耐力运

动组成，热身阶段是整个训练的开始步骤，它可以调节身体的生理、生物力和生物能，使它们可以适应整个训练过程的需要。热身活动不仅可以增加关节活动度，还可以减少运动损伤。

2．训练阶段　包括有氧、抗阻、柔韧性训练。

3．整理活动　训练完成要进行整理活动，包括5～10项中小到中等强度的有氧和耐力运动。进行整理活动的目的是使患者的心率和血压逐渐恢复到正常水平，同时消除机体在较大强度运动时肌肉产生的代谢产物。

4．肌肉拉伸　热身阶段和整理活动不能代替肌肉的拉伸动作，由于肌肉温度升高会提高人体关节活动度，所以此时进行肌肉拉伸效果更好，且有助于提高下一次运动效果。

三 运动康复的类型

虽然尚不确定哪种类型的运动训练可使呼吸疾病患者受益最大，但大多数研究采用的是耐力运动，间歇运动和抗阻/力量运动也被证实有益处，经常配合耐力运动一起完成。

1．耐力运动　耐力运动是最常采用的运动形式，包括上肢运动和下肢运动，其中下肢的耐力运动更是整个运动康复的核心项目，包括骑固定式脚踏车、跑步机上行走和自由行走，一般来说运动量必须大于日常生活中的劳动负担，并且一段时间后可加量。随着肌肉功能的改善，对运动的通气需求减少，可以提高整体运动能力。

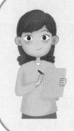

一项关于 COPD 患者运动中呼吸模式的研究证实，耐力运动后患者的呼吸频率反而更低、通气要求下降，患者感受到的呼吸困难程度更轻哦！

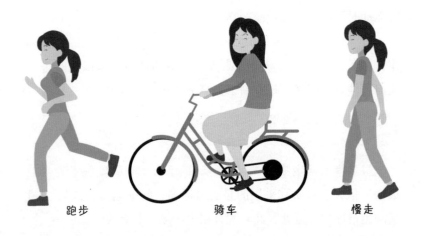

跑步　　　　　　骑车　　　　　　慢走

2. 间歇运动　指高强度运动与低强度运动交替进行，或高强度运动间安排休息，此种方法优势是对于严重呼吸困难或去氧饱和而不能达到耐力运动的规定强度或持续时间的患者进行间歇运动一样可以获益，达到满意的康复效果。

3. 抗阻/力量运动　抗阻/力量运动比耐力运动更有可能改善肌肉质量和力量。去氧饱和指反复举起重物（根据个人能力选择）来锻炼各肌肉群，包括哑铃、沙袋、弹力带。抗阻运动的一个潜在益处是它能使氧耗量和每分通气量降低，引发的呼吸困难更轻。

4. 呼吸肌训练 科学研究证实，与四肢骨骼肌训练相似，呼吸肌的力量和耐力也可在特定的训练下增强，且必须超过平时最大力量30%的训练量才能达到充分的治疗效果。尤其是针对吸气肌的功能锻炼，可以改善慢性阻塞性肺疾病患者的吸气肌肌力、活动耐受时间和步行距离，减轻呼吸困难。具体的呼吸肌训练方法为：①通过运动训练本身获得，如长时间的耐力运动（跑步、骑车、游泳），这是训练呼吸肌比较简单、有效的方法；②借助呼吸肌训练器（一种简单的设备）完成，通过调节仪器中吸气或呼气的阻力、呼吸频率等参数，患者配合完成来达到训练的目的；③重建生理性的腹式呼吸：在放松的体位下，患者一只手放胸部、一只手放腹部，在深吸气时尽力挺腹，同时放在腹部的手感觉腹壁的上抬；缩唇呼气时，腹肌收缩，同时放在腹部的手感觉腹壁的下降，而放在胸部的手在呼吸全程基本没有移动。

🍀 运动康复处方

一个完整的运动康复处方应当包括：运动频率（每周进行多少次）、运动强度（费力程度）、运动时间（持续时间或总时间）、运动方式（模式或类型）、运动总量和运动进度。制订运动康复处方也应遵循以下原则：运动前正确的评估；以小强度到中等强度开始；循序渐进地增加运动的数量和质量。

例1：哮喘患者的耐力运动康复处方

频率：每周至少2~3天。

强度：通气无氧阈强度或至少60%峰值耗氧量或80%最大

步速。

时间：每天至少20~30分钟。

方式：步行、慢跑或骑自行车、游泳。

进度：运动1个月后，如果患者可以耐受，可以增加运动强度到70%峰值耗氧量，时间为40分钟，每周5次。

例2：COPD患者的耐力运动康复处方

频率：每周至少3~5次。

强度：推荐COPD患者进行较大强度（60%~80%最大功率）和小强度（30%~40%最大功率）运动。小强度运动可以缓解症状，提高健康相关的生存质量，加强日常生活中的体力活动能力；较大强度的运动可以使心肺功能大幅度提高。因此，如果能耐受的话，鼓励患者进行较大强度的运动。但是某些患者在不能完成较大强度的运动时，应推荐进行小强度运动。

时间：在运动的起始阶段，中、重度COPD患者在某一强度只能持续几分钟。间歇运动可以用于运动初期，直到患者能耐受更大的运动强度和运动量。分成几段的较大强度运动也适用于COPD患者，患者进行较大强度的运动可以缓解症状。

运动方式：步行和功率自行车。

例3：呼吸肌训练的方法

运动频率：每周至少4~5次。

运动强度：通过测定功能残气量得出的最大呼气量的30%。

运动时间：每次训练30分钟或者每段15分钟共2段的训练。

运动方式：呼吸肌训练方法有上述3种，目前尚无证据表明哪种更优。

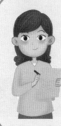

这里要提醒大家，真正安全有效的运动康复处方必须经过正规的运动测试获得。建议病情严重的患者在初始运动阶段，先去接受专科医生的运动指导，间中持续或后期的坚持运动可在家中自我监测下完成。

五 运动中的安全监测

整个运动康复处方中，运动强度是运动效果及安全性的保障，回归社区或家庭的呼吸疾病患者仍需坚持运动康复，则有必要学会运动中安全监测及评估方法，适时调整运动处方。

常用运动强度指标如下。

1. 最大耗氧量（VO_{2max}）　是评价运动耐力最常用的指标，指运动负荷需竭尽全力时的每分钟摄入或消耗的氧量，是人体综合体力的重要指标。

2. 靶心率（THR）　指训练时应达到和保持的目标心率范围。具体计算公式为：

靶心率=（最大心率-静息心率）×期望强度%+静息心率

最大心率的推算公式为：最大心率=220-年龄

3. 主观感觉监测法　指用主观感觉来反映身体负荷强度的一种方法，常用 Borg 呼吸困难评分表（表15-1）。运动强度与运动自觉量表（RPE）不是对身体某一方面感觉的反映，而是对运动中个人的适应能力水平、外界环境影响、身体疲劳情况等的整体感觉。

表15-1　Borg呼吸困难评分表

分值	评分标准
0	完全没有，"没事"代表您没有感觉到任何费力，没有肌肉疲劳，没有气喘吁吁或呼吸困难
0.5	刚刚感觉到（非常微弱，刚刚有感觉）
1	非常轻微（"很微弱"代表很轻微的费力，按照您自己的步伐，你愿意走更近的路程）
2	轻微（"微弱"）
3	中等（代表有些但不是非常的困难，感觉继续进行是尚可的，不困难的）
4	稍微严重
5	严重（"强烈—严重"非常困难、劳累，但是继续进行不是非常困难，该程度大约是"最大值"的一半）
6	5~7
7	非常严重（"非常强烈"您能够继续进行，但是不得不强迫自己，而且您非常的劳累）
8	7~9
9	非常非常严重（几乎达到最大值）
10	最大值（极其强烈的水平，对大多数而言这是他们以前生活中所经历的最强烈的程度）

4. 代谢当量（MET）　是一种评价运动强度的单位。MET=运动时的代谢量/安静时的代谢量，1MET=耗氧3.5ml/（kg·min）。

其中，心率指标的监测和Borg评分是患者能自我实现的较可靠的方法。

如一位60岁的COPD患者，他休息时心率为80次/分，计划运动强度为中等强度：40%～60%，那么他运动中要达到和保持的心率范围是多少呢？

首先，患者最大心率为：220－80=140次/分

根据公式，靶心率=（140－80）×（40%～60%）+80=104～116次/分

即患者运动中要达到的目标心率范围为104～116次/分。

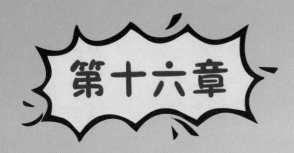

第十六章

呼吸疾病患者简易食谱示例

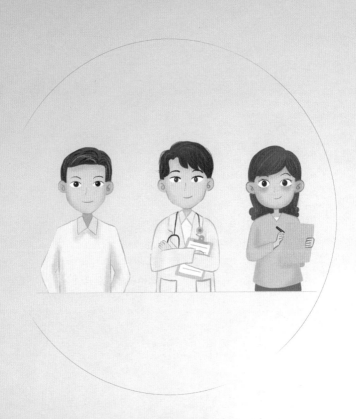

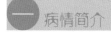
1. 一般情况　患者，男性，57岁，因"反复咳嗽、咳痰10年，加重3天"入院。诊断：①慢性阻塞性肺疾病，急性加重；②慢性肺源性心脏病；③Ⅰ型呼吸衰竭。大小便正常，食欲、睡眠一般，体重减轻约5kg。

2. 体格检查　体温37.2℃，脉搏114次/分，呼吸22次/分，血压114/82mmHg SpO$_2$：99%（鼻导管吸氧2L/min），身高168cm，体重49kg。触诊左侧语颤减弱，叩诊左侧呈鼓音，听诊左肺呼吸音减弱，右下肺可闻及湿啰音。双下肢轻度凹陷性水肿。

3. 辅助检查　总蛋白67.3g/L，清蛋白31.8g/L。血气分析pH值（测定）7.433，二氧化碳分压（测定）37.8mmHg，氧分压（测定）69.5mmHg。尿常规、便常规正常。肺CT示右肺阴影，双侧少量积液。

计算营养需要量

患者身高165cm，体重49kg，BMI=18.0kg/m^2（消瘦体型），血浆清蛋白低下，考虑为蛋白质–能量营养不良，需保证能量的供给。其标准体重为165（cm）–105=60（kg）。

1. 计算能量需要量　患者卧床，体型消瘦，为增加患者体重，按35kcal/（kg·d）的标准计算能量需要。但患者有食欲差、饮食摄入减少现象，故能量供给标准可适当降低，按30kcal/（kg·d）的标准进行计算，待食欲恢复后再逐渐增加能量供给。

全天能量需要=30×60=1 800（kcal）

2. 计算蛋白质需要量　患者诊断为呼吸衰竭，应限制蛋白质在1.0g/（kg·d）左右。

$$全天蛋白质需要量=1.0 \times 60=60（g）$$

3. 计算脂肪及碳水化合物需要量　将每天能量需要量减去蛋白质所产生的能量，确定脂肪和碳水化合物需要量。脂肪供能占总能量的35%，碳水化合物需要量为总能量减去蛋白质和脂肪供能。

$$全天脂肪需要量=（1\,800 \times 35\%）/9=70（g）$$
$$全天碳水化合物需要量=（1\,800-60 \times 4-1\,800 \times 35\%）/4=232.5（g）$$

 范例食谱及其营养成分分析

该患者的一日食谱示例见表16-1。

表16-1　一日食谱示例

餐别	食物及建议摄入量	三餐能量构成比（%）
早餐	瘦肉青菜粥[大米50g+猪肉（后肘）25g+青菜20g]，鸡蛋（鸡蛋50g+花生油5g)	31
早加餐	芝麻糊50g	
午餐	米饭（大米75g），腰果拌菠菜（腰果15g+菠菜50g），西蓝花炒里脊肉（猪里脊肉30g+西蓝花100g+花生油15g)	35
下午加餐	草莓150g	
晚餐	番茄鸡丝面（面条75g+番茄50g+鸡腿肉30g) 白菜拌豆腐（小白菜100g+豆腐50g+大白菜50g+橄榄油10g)	34

餐别	食物及建议摄入量	三餐能量构成比（%）
晚上加餐	牛奶 200g	
全天	烹饪用盐（精盐）6g	
营养成分分析	总能量 1 797kcal，蛋白质 64g（14%），脂肪 69g（35%），碳水化合物 230g（51%）	

口服营养补充剂

如果考虑患者住院期间，家庭自制饮食不便，或考虑患者食欲较差，摄食难以达到以上要求，则建议予口服营养补充剂。可在加餐时间进食高营养密度营养素，以改善患者食物的整体摄入状况，具体配方建议您咨询您的医生或营养（医）师。